心臓・血管の病気にならない本

心臓血管研究所・所長
山下武志

[はじめに]

健康はシンプル・イズ・ベスト

巷には、健康に関するさまざまな情報があふれています。○○は健康によい、××は健康に悪い、いや、実はそうではない……いったい何を信じればよいのか、混乱している方も多いでしょう。

本書で扱う、心臓・血管の病気についても同じことがいえます。心臓・血管の病気はがんと並ぶほど日本人に多い死因であり、身近な病気ですが、そもそも心臓・血管の病気にはどんなものがあり、どうすれば予防できるのか、きちんと理解している方はほとんどいないのが現状です。

健康になる上で、シンプルであることはとても大事です。なぜなら第一に、シンプルでなければ理解できません。いたずらに複雑な、整理されていない情報を得るのは、かえって混乱を引き起こします。

また、ほとんどの心臓・血管の病気は、実は生活習慣病です。したがって生活習慣を改めればかなりの確率で防げるのですが、複雑で難しい予防法を実行するのは困難です。

健康のためには、シンプルが一番です。本書はそんな現状を踏まえ、複雑になりがちな心臓・血管の病気とその予防方法を、できるだけシンプルに、わかりやすくまとめました。

山下武志

心臓・血管の病気にならない本　［目次］

［第1章］
心臓・血管の病気は怖くない

［第2章］

心臓・血管の病気はこうして起こる

［第3章］

誰も知らない不整脈の真実

［第４章］余裕のある心臓とおだやかな血液を手に入れる

[第5章] 心臓・血管の治療を成功させる

［第1章］

心臓・血管の病気は怖くない

心臓・血管の病気は予防することができる

本書を手に取ってくださった方は、心臓や血管に関する何らかの不安をお持ちのことと思います。健康診断などで、不安なことを言われた方もいるでしょう。あるいは、周囲に心臓や血管の病気で亡くなった方がいらっしゃるのかもしれません。

たしかに、心臓や血管の病気は怖いものです。中には、狭心症や心筋梗塞、脳梗塞といった危険な病気も含まれます。

厚生労働省のデータによると、日本で２０１７年に亡くなった人々のうち、もっとも多い死因はがんで、死亡者全体の27・８％を占めていました。実際、がんに関する本やＴＶ番組は、たくさん作られていますよね。

しかし同調査をよく見ると、死因の2位は心臓の疾患であり、同じく3位は脳血管の疾患です。割合は、心臓の疾患が15・２％で、脳血管の疾患が8・2％。もし両者を「心血管の病気」としてまとめた場合、これらによって亡くなった方は15・2％＋8・2％＝23・4％。がんによって亡くなった方に匹敵するのです。

つまり、心血管の病気によって亡くなる方は、がんによって亡くなる方と同じくらい多いのです。

こう聞くと、ぞっとされた方も多いと思います。自分は、心臓や血管の病気で死ぬことになるのか？ と。

安心してください。大丈夫です。**なぜなら、心血管の病気を予防する方法がちゃんとあるからです。**

まとめ

◉心臓・血管の病気で亡くなる人はがんで亡くなる人と同じくらい多い
◉しかし、心臓・血管の病気はがんよりも防ぎやすい

がんと心血管疾患のどちらに注意すべきか?

先ほどお伝えしたように、日本人にとっての代表的な死因は、がんと心血管の病気です。日本人の2人に1人以上はこれらの病気によって命を落とします。

しかし、がんと心血管の病気のどちらになりやすいかは、人によって違います。ご自身が心血管疾患になりやすいのか、それともがんになりやすいのかを理解することは、長生きするためには欠かせません。

では、どうすれば、どちらの病気に注意すべきかが分かるのでしょうか? そのことを知るためには、病気になる仕組みを知る必要があります。

心血管疾患とがんを含む多くの病気は、およそ「遺伝」と「炎症」の2つの要因によって発生します。

遺伝とは、その病気にかかりやすい遺伝子をどの程度持っているかということです。

ご家族や親せきに心血管疾患を経験した方がたくさんいたら、あなたは、遺伝的に心血管疾患になりやすい体質だといえます。

ですが、病気になるかどうかを決めるのは遺伝だけではありません。毎日の生活や環境によって生じる「炎症」も係わってきます。

炎症というと、関節が腫れて痛いとか、肺炎で高熱が出ているなどの激しい症状を想像されるでしょう。それらもたしかに炎症であり、医学的には「急性炎症」に分類されます。

しかし、炎症には急性炎症とは別に、「慢性炎症」もあります。

慢性炎症とは、急性炎症ほどは激しくないのですが、ずっと、慢性的に続く炎症のことです。たとえば、胃にとっては、ずっと続く胃炎やヘリコバクター・ピロリ菌が慢性炎症です。肺にとっては、タバコやアスベストを吸うことが慢性炎症になります。

そして、現在では、この慢性炎症が心血管疾患やがんの発生に強く関係していることが分かっています。**なぜなら、多くの病気は、遺伝と慢性炎症が重なったときに発生しているからです。**

まとめ

◉がんになりやすいか、心血管疾患になりやすいかは、人によって違う
◉どの病気になりやすいかは、遺伝と「慢性炎症」によって決まる

「遺伝」と「炎症」が人を病気にする

遺伝を別の言葉で表現すると、「生まれ持った、特定の病気にかかりやすい体質」といえます。ご家族や親せきにがんを患った人が多い方はがんにかかりやすく、親せきに心血管疾患の人が多いならば、心血管疾患になりやすい傾向があります。

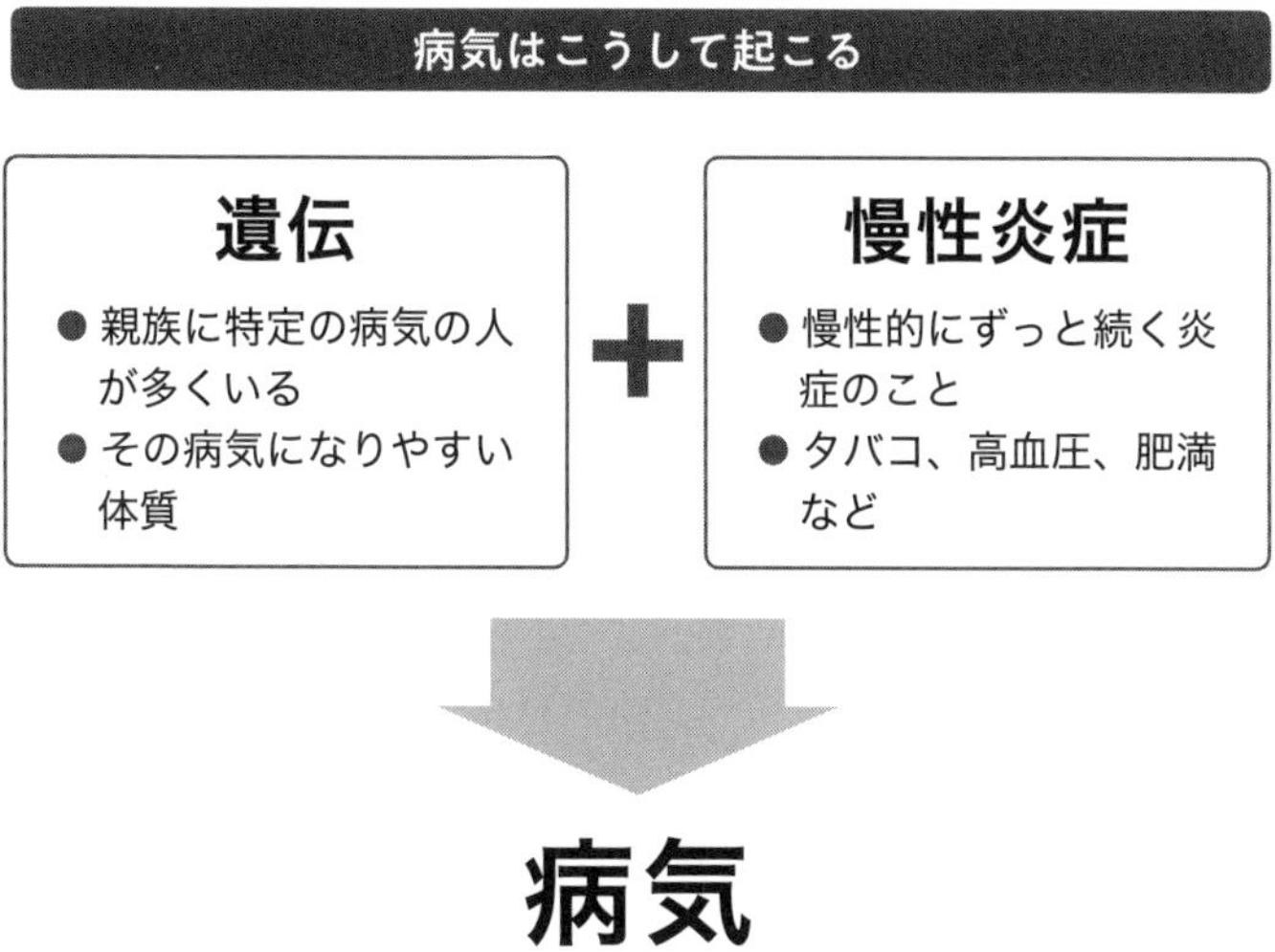
病気はこうして起こる
遺伝
●親族に特定の病気の人が多くいる
●その病気になりやすい体質
＋
慢性炎症
●慢性的にずっと続く炎症のこと
●タバコ、高血圧、肥満など
病気

しかし、病気になるかどうかは、必ずしも遺伝だけで決まるわけではありません。多くの場合は、遺伝だけでは病気になるには不十分です。その方の生活や環境の影響も大きいからです。

つまり、**病気になるのは、遺伝に先ほどお伝えした慢性炎症が加わった場合です。**遺伝的にがんになりやすい方がいたとしましょう。しかし、その方ががんを発症するとは限りません。がんにならずに一生を終える可能性も十分にあります。

ですが、がんになりやすい方が、がんを引き起こす慢性炎症にさらされ続けると、がんを発症しやすくなります。胃がんになりやすい人がずっと胃炎を患ったり、肺がんになりやすい人がタバコを吸い続けたり、というケースです。

心血管疾患も同じです。

遺伝的に心血管疾患になりやすいというだけでは、心血管疾患になるとは限りません。そこに慢性炎症が加わって初めて、心臓や血管の病気になるのです。

したがって重要なことは、ご自身が遺伝的にかかりやすい病気と、その病気を引き起こす慢性炎症を重ならせないことです。

遺伝的にがんになりやすい方でも、がんを引き起こす慢性炎症を避けて暮らしていれば、がんになるリスクはぐっと小さくなります。生まれつき心血管疾患になりやすい人も、心血管疾患につながる慢性炎症を避ければ、健康に長生きできるでしょう。

ご自分が遺伝的にどのような病気になりやすいかは、ご両親や祖父母がどんな病気を経験したかを調べればおおむね予想できます。残念ながら、現代の医療は遺伝子を調べて注意すべき病気を予想するレベルまでは進歩していませんので、ご家族の病気の方がずっと大切な情報です。そして、本書を手に取ってくださった方は、遺伝的に心血管疾患になりやすい体質なのかもしれません。

でも、大丈夫です。仮にそうでも、心血管疾患につながる慢性炎症を避ければいいのですから。

では、心血管疾患を引き起こす慢性炎症とは、どのようなものなのでしょうか？

まとめ

◉病気は、遺伝と慢性炎症が一致した場合に発生する

◉遺伝的に特定の病気にかかりやすくても、その病気を引き起こす慢性炎症を避けられればその病気を避けられる可能性がある

◉心血管疾患も同様のことがいえる

心血管疾患を引き起こす慢性炎症とは？

心血管疾患に繋がる慢性炎症にはいろいろな種類があります。**慢性炎症についてはは2章で細かく説明しますが、ひとことで表現すると「血管にダメージを与える炎症」が心血管疾患にとっての慢性炎症です。**慢性炎症によって血管がだんだんと傷んでいくことで、血管や心臓の病気が起こるのです。

たとえば、糖尿病によって血糖値が高い状態が続いていることや、高コレステロールの状態は血管にとっての慢性炎症にあたります。こういった慢性炎症が続くと血管が分厚く、硬くなり、やがて心臓や血管が病気になるということです。肥満も、太っていること自体が血管にとっての慢性炎症です。

つまり、高血糖や高コレステロール、肥満状態は、いわばタバコを吸い続けるようなものなのです。喫煙は肺にとっての慢性炎症であり、肺がんなどの病気を引き起こします。同じように、高血糖や高コレステロールは血管の慢性炎症であり、やがて血管の病気である心筋梗塞や狭心症を引き起こすわけです。

したがって、病気を予防したいなら、喫煙者が禁煙をして肺を綺麗にするように、高血糖や高コレステロールを改善して血管への負担を減らせばよいのです。

本書の狙いはここにあります。血管の炎症を改善し、余裕のある心臓としなやかな血管を手に入れられれば、もしあなたが心血管疾患になりやすい体質でも、病気にかからずに長生きできるはずだからです。

まとめ

◉心血管疾患を引き起こす慢性炎症には、高血糖や高コレステロールなどがある
◉肥満も血管にとっての一種の慢性炎症
◉このような慢性炎症が血管にダメージを与え、心血管疾患を引き起こす

心血管疾患は防ぎやすく、治療しやすい

ここまでの話をまとめましょう。

病気は、遺伝と慢性炎症が重なったときに発生します。もしあなたが心血管疾患になりやすい家系でなければ、特別な心配は要りません。健康的なライフスタイルを心掛けていれば、それで十分です。

しかし読者の皆さんは、遺伝的に心血管疾患になりやすい体質をお持ちか、あるいはすでに心血管疾患になりかかっているのかもしれません。何も心配がなければ、本書を手に取らないと思われるからです。心血管疾患に繋がるリスクがある高血圧や高脂血症、不整脈が気になっているのかもしれませんが、それらも心血管疾患になりやすい素地といえます。

ここまで読まれて、がっかりされた方もいるでしょう。

ああ、やはり自分は心血管疾患になりやすい体質なんだ。将来は心臓病で突然死することになるのか……。

それは違います。なぜなら、**心血管疾患は防ぎやすく、最悪、病気になったとしても治療をしやすいからです。**

まとめ

◉心血管疾患は予防しやすい

◉心血管疾患は治療しやすい

心臓・血管の3つの「やすい」

お伝えしたように、心血管疾患はがんと並ぶ日本人の二大死因なのですが、がんと比べると、

- **予防しやすい**
- **改善しやすい**
- **治療しやすい**

という3つの特徴があります。

予防しやすいのは、ダイエットや運動など、本書でお伝えする方法で生活習慣を少し改めるだけで心血管疾患に繋がる慢性炎症を改善できるためです。**その気になれば、1、2カ月でもはっきりとした改善が見られるでしょう。**

それは、言い換えると**「余裕のある心臓としなやかな血管」**を手に入れるという

ことでもあります。心臓に余裕があり、血管がしなやかならば、心血管疾患にはなりません。

心血管疾患に繋がる慢性炎症をお持ちの方でも慢性炎症を改善しやすいのは、心血管の状態は、ご自分で簡単にモニター（観察）できるからです。

がんのモニターはとても大変です。全身の状態をチェックするためには、レントゲン、CT、MRI、内視鏡……などと膨大な検査が必要になります。経験された方も多いでしょうが、時間的にも肉体的にも、金銭的にも大変な負担がかかります。

しかし、心血管の状態は、この後お伝えするように血圧と脈拍を見るだけですぐにわかります。血圧と脈拍を測る血圧計は病院の待合室などに置いてありますが、ご家庭用にも安く買えますし、計測も簡単。あっという間に終わります。

心血管疾患につながる慢性炎症が改善すると、血圧が下がり、脈拍も遅くなります。逆に慢性炎症が悪化すると、血圧は上がり、脈拍は早くなります。ですから、血圧と脈拍を定期的にモニターしていれば、心臓と血管の状態はよくわかります。

ですが、それでも心血管疾患になってしまう方はいます。しかし近年、治療法は急速に発展し、よい治療法やよい薬がたくさん登場しています。付け加えると、後で詳しく解説しますが、医療が進歩した現代では、心血管疾患＝突然死というイメージももはや正しくありません。

予防しやすく、改善しやすく、もし病気になっても治療しやすい。そんな心血管疾患で亡くなるのは、とても惜しいことだと思いませんか？

もしそうお思いなら、本書で解説する方法で余裕のある心臓としなやかな血管を手に入れてください。健康に長生きできるはずです。

まとめ

◉生活習慣を少し改めるだけで慢性炎症は劇的に改善する
◉心臓と血管の状態は血圧計だけで簡単にモニターできる
◉もし病気になってもよい治療法・薬がある

心臓と血管の役割

さて、予防しやすく、治療もしやすい心血管疾患で命を落とすのは、とても「惜しい」ことだとわかりました。本書を読みながら、一緒に、病気になりにくい心臓と血管を作りましょう。

まず、心臓と血管の基礎知識を簡単にご紹介します。とても簡単ですから、身構えないでください。

胸にある心臓は、全身に血液を送り出す、いわばポンプです。「ドキドキ」という鼓動は、心臓というポンプが動いている証拠です。「ドキドキ」の一回一回は、心臓が血を押し出していることを感じているのです。

なぜ心臓が全身に血液を送るかというと、**人間の臓器や筋肉はすべて血液によって生かされているからです。**血液は臓器に酸素などの栄養分を運び、帰りがけには老廃物を回収します。そして老廃物を処理し、再び栄養を補給した血液は、また心臓から全身に向かって送り出されます。血液が全身を移動できるのは、筋肉でできている心臓がポンプのように、ぐっと血液を押し出しているからです。

人体は、この、血液が循環するサイクルによって維持されています。**つまり血液とは、生活必需品の配送とゴミ収集を兼ねた重要なトラックのようなものです。**心臓はトラックを送り出すセンターでしょうか。

したがって、**血流が止まったり滞ったりすると、その部分の臓器は弱り、やがて死んでしまいます。**これは最悪の事態ですから、人体はなんとかして血流が滞ることを防ごうとします。

そして、**血流という重要なトラックの通り道が、血管です。**

栄養を満載した血液が出動する通り道を「動脈」、ゴミを回収した帰り道に通るのが「静脈」ですが、ここで覚える必要はありません。血管は全身に張り巡らされ、体の隅々まで栄養を届け、ゴミを回収しています。

ここまでが、心臓と血管の基礎知識です。心臓と血管が私たちの体にとっていかに重要かおわかりいただけたでしょうか。

まとめ

◉心臓は全身に血液を押し出すポンプ
◉血液は臓器に栄養を届け、老廃物を回収する
◉臓器は血液によって生かされている

脈拍と血圧は心臓・血管の重要なサイン

病気を防ぎ、余裕のある心臓としなやかな血管を作るためには、まず自分の心臓や血管の状態を知らなければいけません。

しかし、心臓や血管は目に見えません。どうやって調べればいいのでしょうか。レントゲン？　それとも、もっと大がかりな検査が必要なのでしょうか？

いいえ、もっと簡単な方法でチェックできます。それが、脈拍と血圧です。

あなたの心臓や血管が健康かどうかを判断するために役立つのが脈拍と血圧です。

心臓も血管も、置かれた状況に応じてさまざまに変化します。その変化によって、人は健康にも、不健康にもなります。

たとえば、走ると胸がドキドキしますよね。

それは、**走ることで負担がかかる筋肉が通常よりもたくさんの血液（酸素）を必要とするためです**。心臓は、筋肉からの需要に応じていつもよりも早いペースで血液を送り出すためにポンプ機能をペースアップするのです。

1分間当たりのドキドキの回数を脈拍といいますが、お酒を飲んでも脈拍は上がります。これも、アルコールを分解するために、肝臓が多めに血流を必要とするからです。

このように、心臓は常に体からの需要に応え、脈拍を変えることで血液の量を調整しています。

したがって、脈拍は体からの重要なサインなのです。脈拍が変化するということは、

体に何らかの変化が生じ、心臓の仕事のペースが変わったということを意味していま
す。
ですから、常日頃から脈拍をチェックしておくことは、心臓の健康状態を知る上では必須といえます。**脈拍は、心臓と血管の重要なサインです。**

しかし、心臓と血管のサインは脈拍だけではありません。血圧も同様です。

健康診断では、必ず血圧を測ります。健康診断に限らず、体調不良で病院に行くと、多くの場合は血圧を測定されるでしょう。

医者が血圧を重視するのは、血圧が体の状態の重要な指標になるためです。

血圧とは、読んで字のごとく血液の圧力です。心臓が「ドクン」と収縮して血を全身に向かって押し出す瞬間の血液の圧力がいわゆる「上の血圧」（収縮期血圧）で、収縮した心臓が元に戻った後の血圧が、いわゆる「下の血圧」（拡張期血圧）です。

血圧は、身体の状態を敏感に反映します。

たとえば、痛みを感じたり、出血したりすると血圧が下がる場合があります。進化の過程で、血圧を下げることで出血を抑えるシステムが人体に備わったのかもしれま

せん。

また、脈拍の解説で「走ると脈拍が上がる」と書きましたが、同時に血圧も上がります。興奮すると活性化する「交感神経系」が優位になり、全身の血管を収縮させるからです（お年寄りなどが激しい運動を控えるように言われるのは、血圧が上がると血管が脆い場所から出血する恐れがあるからです）。他にも、血圧はアルコールや脱水などの影響によっても変化します。

脈拍と血圧のイメージ

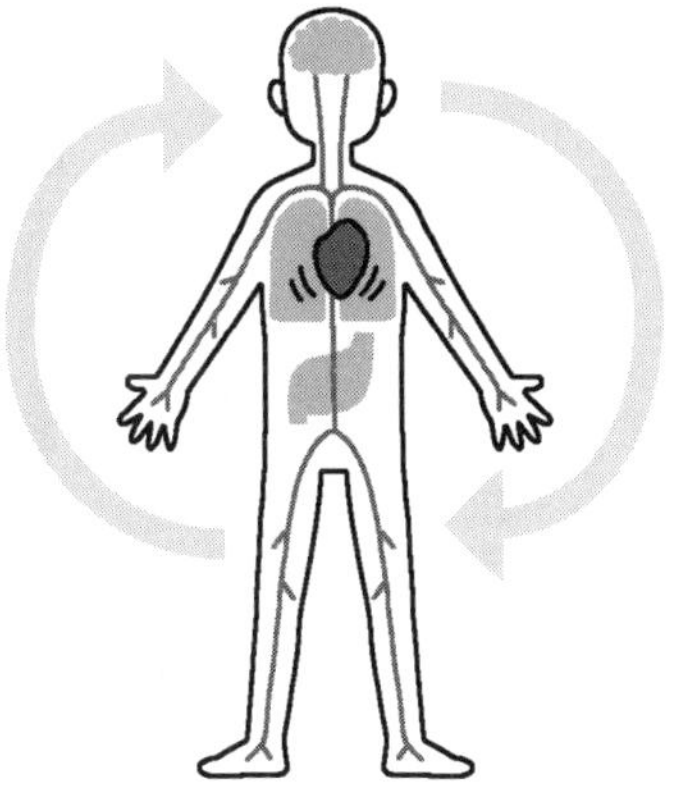

まとめ

◉脈拍と血圧は心臓と血管の状態のサインになる

◉脈拍と血圧を見ると心臓・血管の状態を知ることができる

脈拍と血圧を観察するだけで血管の炎症がわかる

このように、脈拍と血圧を観察することで、心血管の状態を知ることができます。

先ほど書いたように、心血管の病気を引き起こす慢性炎症が続くと血管が硬くなったり、一部の動脈が狭くなったりします。**すると、脈拍と血圧が少しずつ上がっていくのです。**

血管が硬くなると血管がしなやかさを失うため、心臓が血液を送り出す際の「上の血圧」が上がります。したがって、血圧が上昇傾向にある方は血管が硬くなっていると推測できます。

上の血圧に比べると忘れられがちな「下の血圧」からも血管の状態を知ることができます。心臓が体に向けて血を送り出すと、血管は血液によって一瞬膨らんだ後すぐに縮んで血を押し返すのですが、この「押し返す」力が下の血圧の正体です。ところが、心臓のそばの血管が硬くなっていると血液を押し返す力が低下するため、下の血圧が低くなるのです。もちろん下の血圧に影響する要素は他にもありますが、血管のしなやかさもそのひとつだと覚えておいてください。

また、一部の動脈が狭くなると、その動脈の先にある臓器や筋肉に届く血流が減ることを防ぐために脈拍が上がります。

このように、**長期的に血圧や脈拍が上がっている方は心臓や血管になんらかの問題が生まれている可能性が高いのです。**だからこそ、日常的に血圧と脈拍をチェックする必要があります。

「ええ、毎日脈と血圧を見なきゃいけないなんて、面倒だな」と思われましたか？

いいえ、そんなことはありません。

「脈と血圧を測る『だけ』で状態をチェックでき、病気を予防できるなんてラッキーだ」ととらえた方がいいでしょう。

この後、計測の方法を解説しますが、脈と血圧の測定はとても簡単です。市販の簡単な計測機器を買えば、ご自宅で、時間もお金も手間もかからずに測ることができます。もちろん、まったく痛くありません。

計測が簡単であるということがどれほどありがたいかは、がんの検診と比べれば分かるでしょう。たとえば比較的患者数の多い大腸がんをチェックするためには、内視鏡をお腹に入れて調べなければいけません。下剤を飲んでお腹を空っぽにするなど一日がかりの大変な検査になりますし、お金もかかります。痛みが伴う場合も少なくありません。たった一種類のがんを調べるだけでも、これほど大変なのです。

その点、**脈と血圧だけでおおまかな状態をチェックできる心血管疾患は、とても予防しやすい病気だといえます。**

そんな病気で命を落とすのは惜しいと思いませんか？

まとめ

- **心血管疾患は脈と血圧を調べるだけでモニターできる**
- **脈と血圧の計測はとても簡単**

「余裕のある心臓としなやかな血管」なら病気にならない

心血管疾患を防ぐためには、**「余裕のある心臓としなやかな血管」**を手に入れることが大切です。

通常、「病気になりにくい」と聞くと「強い」心臓や血管を想像されると思います。たしかに、強い体は病気になりにくいといっても間違いではありません。

しかし、心臓や血管については、「強い」ものがよいとはいえないのです。病気になりにくいのは、余裕のある心臓としなやかな血管です。

そして、心臓に余裕があるかどうかと、血管が十分にしなやかかどうかは、脈と血圧を見ればわかるのです。

心臓に余裕があり、血管がしなやかな状態なら、**脈は遅く、血圧は低くなります。**

脈が遅く血圧も低いということは、一回一回の「ドクン」という鼓動で、十分な量の血液が全身に行き渡っているということです。心臓の機能が低下していたり血管が硬くなっていたりすると血液が行き渡りにくくなるため、脳が心臓に指示を出して、脈拍の回数を上げたり血圧を高くして対応します。

さらに心臓に余裕がなくなってくると、脈拍がときどき不規則になる不整脈が現れやすくなります。不整脈は必ずしも病気ではありませんが、心臓からの「余裕がなくなっていますよ」というサインかもしれません。

まとめ

◉病気になりにくいのは「強い心臓」ではない

◉余裕のある心臓としなやかな血管があれば病気になりにくい

理想的な脈拍・血圧とは？

では具体的に、どのくらいの脈拍と血圧ならば余裕がある状態といえるのでしょうか？

先に答えを言うと、**血圧は上が１２０以下で、かつ下が80以下の状態ならばＯＫです。**また、**脈拍は60拍（１分間に60回）がもっとも長生きできるといわれています。**

ですが、血圧も脈拍も、もう少し数字が小さくても問題ありません。あまりにも極端な数字はともかく、血圧は低ければ低いほど、脈も遅ければ遅いほど心血管に余裕があることを意味しているからです。

たとえば、血圧の上が１００を切っていてもまったく問題ありません。90でも80でも、特に症状がなければ問題はありません。もし血圧の低さが問題になるとしたら、出血や痛み、脱水などの影響で血圧が急降下するなどのケースです。あまりに血圧が下がると脳への血流が減り、立ちくらみを感じたり失神したりすることがあるためです。

しかし、そのようなケースは例外的です。また、血圧と同じように、安静時の脈拍数が60を多少、下回っても問題ありません。

まとめ

◉理想的な血圧は、上が120以下で下が80以下
◉目指す脈拍数は1分間におよそ60回以下

脈拍と血圧は毎日測る

もうおわかりかと思いますが、余裕がある心臓としなやかな血管を作る第一歩は、脈と血圧をこまめに測り、ご自分の心臓と血管の状態を知ることです。

たまに思い出したように測り、喜んだりがっかりするのは意味がありません。な

ぜなら、脈も血圧も1日の中でかなり変動するため、計ったときの状態によって数値が大きく変わるからです。

たとえば寝起き直後。睡眠中の脈は遅く、血圧は低いので、寝起きは両者が急上昇する時間帯です。少し歩くだけで脈は速くなり、血圧も上がるでしょう。

逆に、脈と血圧は安静にしていれば低下しますから、なんども繰り返し計測すれば、少しずつ低下するはずです。そんな場合は、最も低い数字をその時点でのあなたの血圧・脈拍と考えてかまいません。他に、時間を問わず気温や水分摂取量によっても脈・血圧は変わります。

したがって、**脈と血圧は最低でも1日に1回測り、長期的な「傾向」を知るように努めてください。**1回、血圧が上がったとしても心配する必要はありません。気温が高いからかもしれませんし、歩き回ったせいかもしれません。

しかし、もし1カ月、2カ月といった長いスパンで血圧が徐々に上がっていたら、それは血圧が上昇傾向にあるということですから、医師に相談したり、生活習慣を見直さなければいけません。

脈拍・血圧は時間帯によっても変動しますから、朝・昼・晩と1日3回測るのが理想です。しかし、ぜったいに1日3回測らなければダメ、というわけでもありません。昼が忙しくて測れないなら朝と晩でいいですし、朝に時間が取れそうになければ、寝る前だけでも大丈夫です。

脈拍・血圧の測定に限りませんが、**健康な体を作るためには「できることをできる範囲で続ける」ことが大切です。**いきなり理想を追求してしまうと、あっという間に挫折してしまうリスクがあります。

それでは意味がありません。だから、まずは苦労せず行える範囲で続けましょう。

まとめ

◉脈と血圧は毎日測り、長期的な傾向をチェックする

自動血圧計は据え置き型を選ぶ

脈拍と血圧を測るためには、測定機器メーカーが作っている自動血圧計が必要です。高価なものである必要はなく、数千円程度で買えるもので問題ありません。インターネットでも売られていますので、気軽に買えます。

どのメーカーの自動血圧計でも大きな違いはありませんが、一つだけ注意して頂きたいのは、**手首で計測するタイプはやや使い方が難しい**ことです。

血圧を測定するときには、手首や腕などの測定する部分を心臓と同じ高さにしなければいけません。

血液は液体ですから、「蛇口」である心臓よりも高い位置で計測すると重力によって血圧が低くなり、心臓より低い位置だと血圧が高くなってしまいます。ケガをしたときは傷口を心臓より高く掲げるように言われるのも、傷口の血圧を下げて出血を抑えることができるためです。

手首計測タイプの自動血圧計は小型で便利なのですが、心臓と手首の位置を合わせることを忘れがちです。卓上で測る据え置きタイプなら、一度心臓の高さに合わせればその後の調整は不要ですから、高さを調整する手間がかかりません。

まとめ

◉自動血圧計は高いものでなくてもOK
◉手首タイプは避け、据え置き型を選ぶ

少し安静にしてから計測する

では血圧を測定してみましょう。

身体を動かすと血圧が上がり、脈も速くなるため、**測定するときは5分以上安静にしてからの方が正確な数値がとれます。**とはいえ、5分間じっとしているのも大変ですから、2～3分でもいいでしょう。

ここで大切なことは、**測定する条件を変えないことです。**あるときは5分休み、別のときは1分しか休まない……などと条件を変えてしまうと、血圧が上昇傾向にあるのか下降傾向にあるのかがわからなくなってしまいます。

また、**計測する時間帯もできるだけ統一してください。**

朝に計測する場合は、起きてから30分程度空けてからにしましょう。起床後の人体ではいろいろなことが起こっているからです。起きてトイレに行き、歯を磨き、水でも飲んで一息ついてから測りましょう。

もし1日1回だけ測るならば、就寝前がもっとも簡単です。ベッドに入り、少し落ち着いた状態で計測してください。

ただし、晩酌の習慣がある方は就寝前はNGです。書いたように、アルコールは血圧や脈に影響を及ぼします。そんな方は、たとえば晩御飯前に測るといいでしょう。

そして、これが大切なのですが、ノートでもパソコンでも何でも結構ですので、日々の血圧と脈拍を記録して後から確認できるようにしましょう。心臓と血管の状態の推移を把握できますし、万が一心臓や血管に何らかの不調が現れたときにも貴重なデータになります。

測定結果に一喜一憂するのではなく、あなたの身体の記録を残すことが慢性炎症を少なくするための第一歩です。

そしてもし血圧が上昇傾向にある場合は、生活習慣を改める必要があります。4章で解説する方法で、余裕がある心臓としなやかな血管を作り上げてください。

正しい血圧の測り方

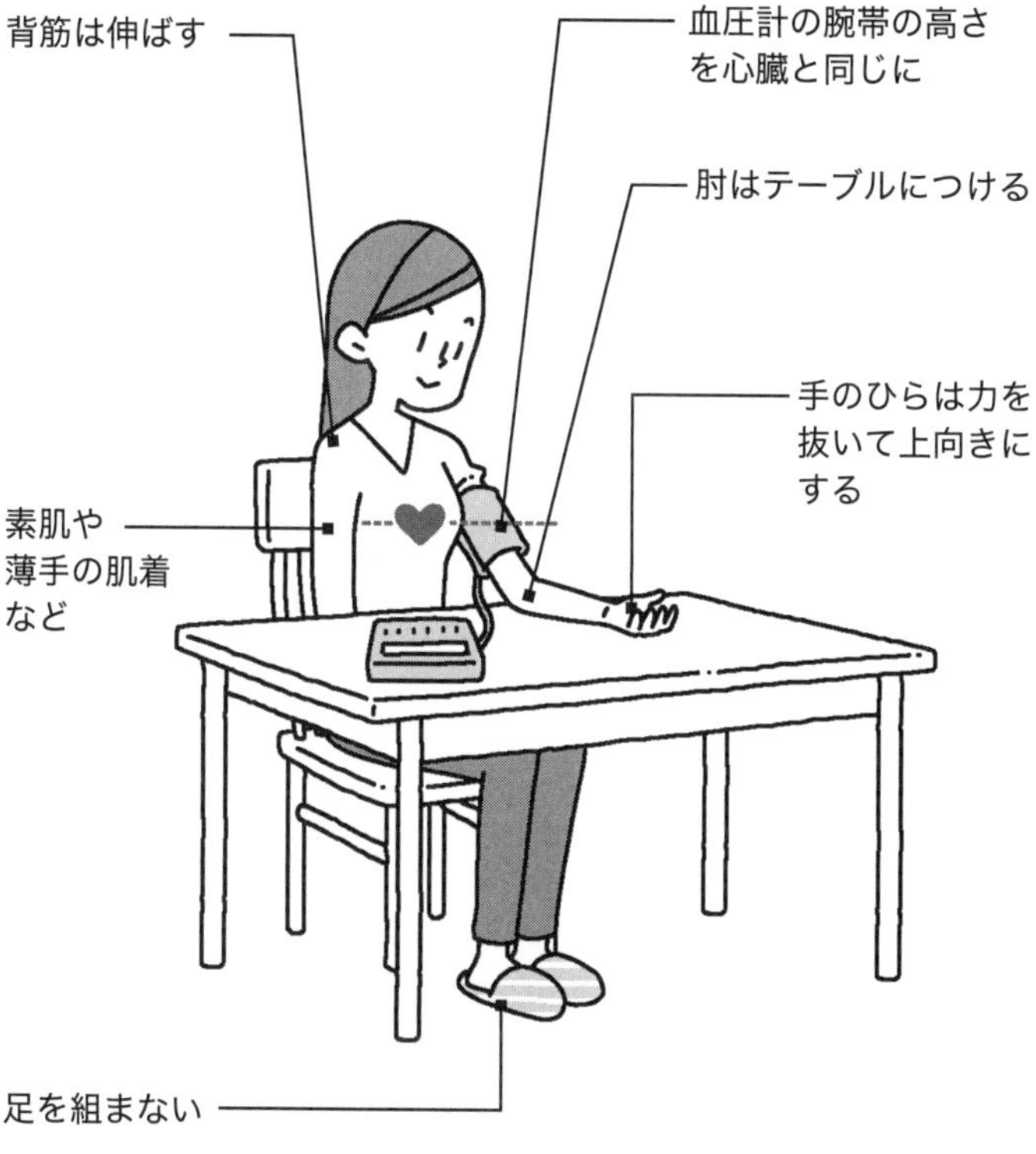

背筋は伸ばす
血圧計の腕帯の高さを心臓と同じに
肘はテーブルにつける
手のひらは力を抜いて上向きにする
素肌や薄手の肌着など
足を組まない

まとめ

◉測る時間帯は統一する
◉5分ほど安静にしてから計測する
◉朝測る場合は、起きてから30分程度空ける
◉時間帯は就寝前がベスト（晩酌をしない場合）

［第２章］

心臓・血管の病気はこうして起こる

心臓病＝突然死ではなく、心臓病＝慢性病

心臓・血管の病気を防ぐためには、余裕のある心臓としなやかな血管を作る必要があることがわかりました。

しかし、本書の読者の中には慌てておられる方もいらっしゃるかもしれません。健康診断で心臓や血管の病気のリスクを指摘されたり、不整脈が見つかった方などです。

「血圧と脈を毎日測れだって？　そんな余裕はない！　明日にも突然死してしまうかもしれないじゃないか。ああ、また胸がドキドキしている……」

と怖がっている方もいるかもしれません。

落ち着いてください。

もちろん、「すぐに病院を受診するように」という指示があった場合は指示に従ってください。しかし「経過観察」、あるいは「要再検査」などと指示された方は、と

りあえずは落ち着いて冷静になった方がいいでしょう。

なぜなら、**そういう方がお持ちの「心臓病」のイメージは大きく間違っているかもしれないからです。**あるいは、日本社会が持つ「心臓病」のイメージが誤っているというべきかもしれません。

あなたは心臓や血管の病気と聞くと、どういうものを想像されるでしょうか？

あるとき「うっ」と急に胸が苦しくなったり、急激な頭痛に襲われたりして倒れてしまい、それっきり。

そんなイメージの方が大半なのではないでしょうか。いわゆる「突然死」です。

しかし現代では、心臓・血管の病気によって突然死するケースは多くありません。

もちろん、残念なことに突然死する方もゼロではありませんが、そういう方は医療の進歩によってどんどん減っています。だからこそ、未曽有の超高齢化社会が訪れているのです。

現代における心臓・血管の病気の正しいイメージは、徐々に悪化していく「慢性

病」です。その点では、がんにとてもよく似ています。

ところが不思議なことに、がんと心血管疾患のイメージはまったく違います。どういうわけか、心血管疾患だけに突然死のイメージがついてしまっているのです。

まずは、心血管疾患＝突然死、というイメージを捨てることからはじめましょう。心血管疾患は、ご自身で管理し、付き合っていくべき慢性病なのです。

ただし、心血管疾患とがんとの間には、大きな違いもひとつあります。それは、繰り返しになりますが、心血管疾患は観察しやすく、予防も治療も比較的簡単だということです。

心血管疾患を正しく理解すれば、正しく恐れ、正しく予防することができます。

まとめ

- ◉心血管疾患＝突然死のイメージは間違い
- ◉心血管疾患は徐々に進む「慢性病」

なぜ心臓病はわかりにくいのか？

心血管疾患についての誤ったイメージが広まっているのは、心血管疾患が複雑であることがひとつの理由だと考えています。

心臓はひとつの臓器ですが、心臓病には、医師でも覚えきれないくらいくらいの、ものすごくたくさんの種類があります。症状や、病気が起こるメカニズムもさまざまです。**他の臓器に比べて、心臓はとてもややこしい臓器なのです。**

もちろん、われわれ心臓を専門とする医師は理解していますが、一般の人に同じように理解してもらうのはとても難しいでしょう。医師は患者さんに分かりやすく説明したつもりでも、あまり正確ではない心臓病の知識が広まってしまったのかもしれません。

その結果、漠然と**「心臓病＝突然死」という、まったく実態とかけ離れたイメージが広まってしまいました。**

正しいイメージが広まらないもうひとつの理由に、患者さんが病気についての情報をあまり発信しない風潮が挙げられるかもしれません。これはがんとはかなり対照的です。

書店に行くとがんの闘病記がたくさん並んでいますし、テレビでもがんに関する番組を多く放映しています。残念ながら、「がんが治る」と称する怪しげな民間療法も多いようです。

ところが、がんと同じくらい日本人にとって近しい病気である心血管疾患については、なぜか患者さんがあまり情報を発信しないのです。たとえば「不整脈」という言葉は誰でも聞いたことがあると思いますが、一般人向けの不整脈に関する本は、私が書いたものを除くとかなり少ないのが現状です（医師向けの本は多くあります）。

患者さんが口を閉ざす理由も、おそらく心血管疾患の理解が難しいからではないでしょうか。がんについては、「悪いものができ、徐々に大きくなる」というイメージが定着していますし、大まかには間違っていません。ですから、そのイメージに基づき「がんとこのように闘おう・受け止めよう」といったメッセージを、患者さんや医師、ご家族などが共有できます。

しかし残念なことに、**心血管疾患については、日本社会に正しいイメージが存在していない**ように思うのです。

そこで私はこの章で、心血管疾患の正しいイメージをできるだけわかりやすく伝えようと思います。

かみ砕いて伝える以上、医学的な正確さはある程度犠牲にしなければいけません。しかし、医師に求められる正確さと患者さんや患者さん予備軍に求められる正確さの水準が異なるのは当然です。

読者の皆さんに、必要にして十分な心血管疾患のイメージを伝えていきます。

まとめ

◉医学的には、心血管疾患はとても複雑で難解

◉そのせいで、誤ったイメージが一般人に広まってしまった

命を奪うのは「血栓《けっせん》」

読者の皆さんは医師ではありませんから、ご興味があるのはあくまでご自身の健康のはずです。中でももっとも関心があるのは、命に係わる事態を防ぐことでしょう。

まず知っておいて頂きたいのは、**「心臓病＝死」のイメージもまた間違っているということです。**きちんと治療した心血管疾患が死につながるケースは決して多くありません。

ですが、心血管疾患で亡くなっている方がいることも事実ですから、まずは命との関係から解説しましょう。

無数にある心血管疾患ですが、**もし命に直接係わる事態が生じるとしたら、その原因はおそらく「血栓《けっせん》」です。**

血栓とは読んで字のごとく「血の栓」であり、血管の内部にできる血の塊です。血栓ができると血流が妨げられてしまうため、臓器への血流が足りなくなり、そのことによって致命的な事態が引き起こされるということです。たとえば脳の重要な血管に血栓が詰まると脳梗塞を、心臓の重要な血管に血栓が詰まると心筋梗塞を引き起こします。

したがって、極論ですが、**「血栓の形成さえ防げれば、心血管疾患で命を落とすリスクは激減する」**ともいえます。

では、血栓はどのように作られるのでしょうか？

まとめ

◉心血管疾患で命を落とす原因の多くは「血栓」

「プラーク」が血栓を作る

私たちの血液中には、マクロファージと呼ばれる一種の白血球があります。マクロファージにはいくつか重要な役割があるのですが、血中のコレステロールを「食べる」のもその一つです。

ところが、あまりにも血中にコレステロールが多いとコレステロールを食べすぎて死んでしまったマクロファージの死がいが血管の壁に溜まっていき、**血管内に「プラーク」と呼ばれるゴミが作られてしまいます**。

歯に溜まる歯垢をプラークと呼びますが、似たようなものだと考えてください。要するに、血管内にゴミが溜まってしまうのです。

ただし、プラークが直接に血管を詰まらせ、臓器にダメージを与える梗塞を引き起こすわけではありません。

このプラークは膜のようなもので包まれているのですが、その膜が柔らかく不安定だと、何かの拍子に**破けることがあります**。すると、血液内で血液を固める役割を担っている血小板が「あ、ケガをしてしまったな」と勘違いし、血管内にカサブタのようなものを作るのです。

これが危険な血栓です。

血栓は、血栓が作られた場所でカサブタとなって血管を詰まらせることもあるのですが、剥がれて血管の内部を漂い、脳や心臓の重要な血管を詰まらせてしまうこともあります。それが脳梗塞や心筋梗塞です。

血栓ができるまで

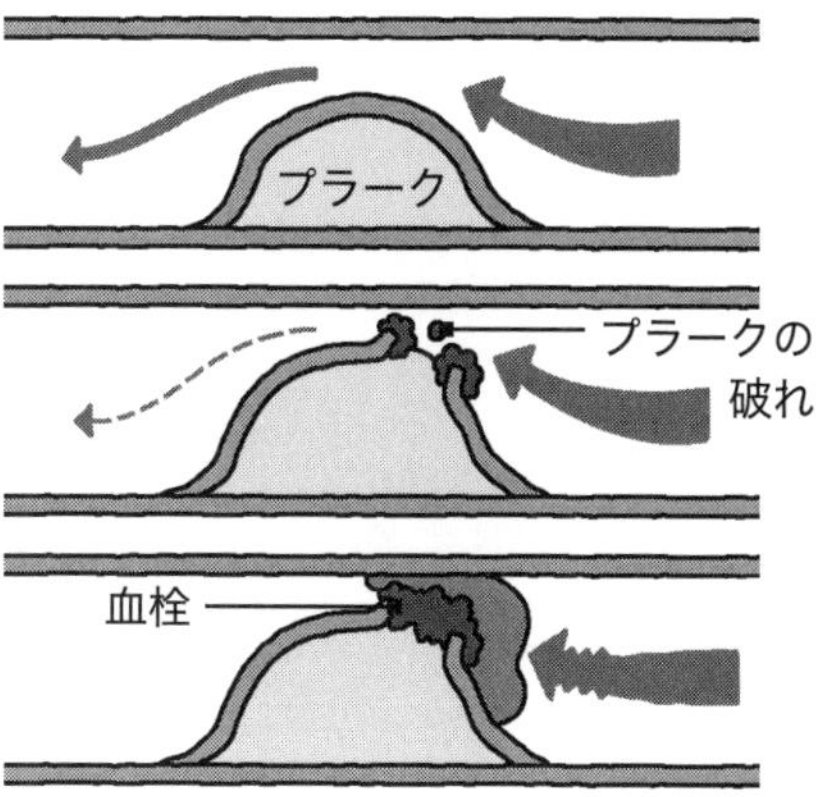

まとめ

◉血管内のゴミであるプラークが破けると血栓ができる

◉血栓が脳や心臓まで流れ、血管を詰まらせるのが脳梗塞や心筋梗塞

プラークが作られるのを防ぐには？

心血管疾患はたくさんあり、それぞれメカニズムも異なりますが、命に係わる事態を引き起こす原因の多くは血栓です。ならば、血栓に繋がるプラークが溜まることを防ぎさえすれば、少なくとも心血管疾患で命を落とすリスクは非常に低くなります。

そして、プラークが溜まることを防ぐ方法が、私の言う「余裕のある心臓としなやかな血管」を作ることなのです。

詳しくは4章で説明しますが、プラークが溜まり、血栓が作られやすい状態を引き起こす要因として

- **高血圧**
- **高血糖（または糖尿病）**
- **高コレステロール**

・**喫煙**
・**肥満**
などがあることはわかっています。

先ほど「心血管疾患は慢性病である」と書いたのはこのためです。**ここに挙げたような状態や習慣がずっと続くと血管内にプラークが溜まり、血栓ができやすくなるということです。**

したがって、心血管疾患の心配がある方は、こういった状態や習慣をできるだけ避けてください。その方法は４章でお伝えします。

まとめ

◉プラークは生活習慣によって作られる

「症状」と「疾患」を区別する

さて、少し寄り道をしてもっとも恐ろしい血栓について解説したところで、再び心血管疾患の解説に戻りましょう。

解説をする前に知っておいて頂きたいことがひとつあります。「症状」と「疾患」（または病気）の違いです。この2つをしっかり区別することは、心血管疾患では特に大切だからです。

症状と疾患は別のものです。

症状とは、自覚できる体の異変のことを指します。たとえば「熱がある」とか「お腹が痛い」という感覚は症状です。

一方の疾患とは、現実に体に起こっている異変のことを指します。インフルエンザや盲腸炎は疾患です。

多くの疾患は症状を伴います。インフルエンザになると熱が出たり頭痛がしたりしますが、これらは症状です。私たち医師は患者さんの症状（発熱、頭痛……）から疾患（インフルエンザ、風邪……）を推測するわけです。

しかし問題なのは、症状と疾患が常にセットであるとは限らない点です。症状がなくても疾患がある場合がありますし、逆に症状があっても疾患がない場合もあります。また、症状から疾患を推測しにくい場合もあります。

そして**心血管疾患が難しいのは、症状と疾患のつながりが弱い点です。**

どういうことでしょうか？

たとえば病院には、毎日のように「胸

症状と疾患の関係

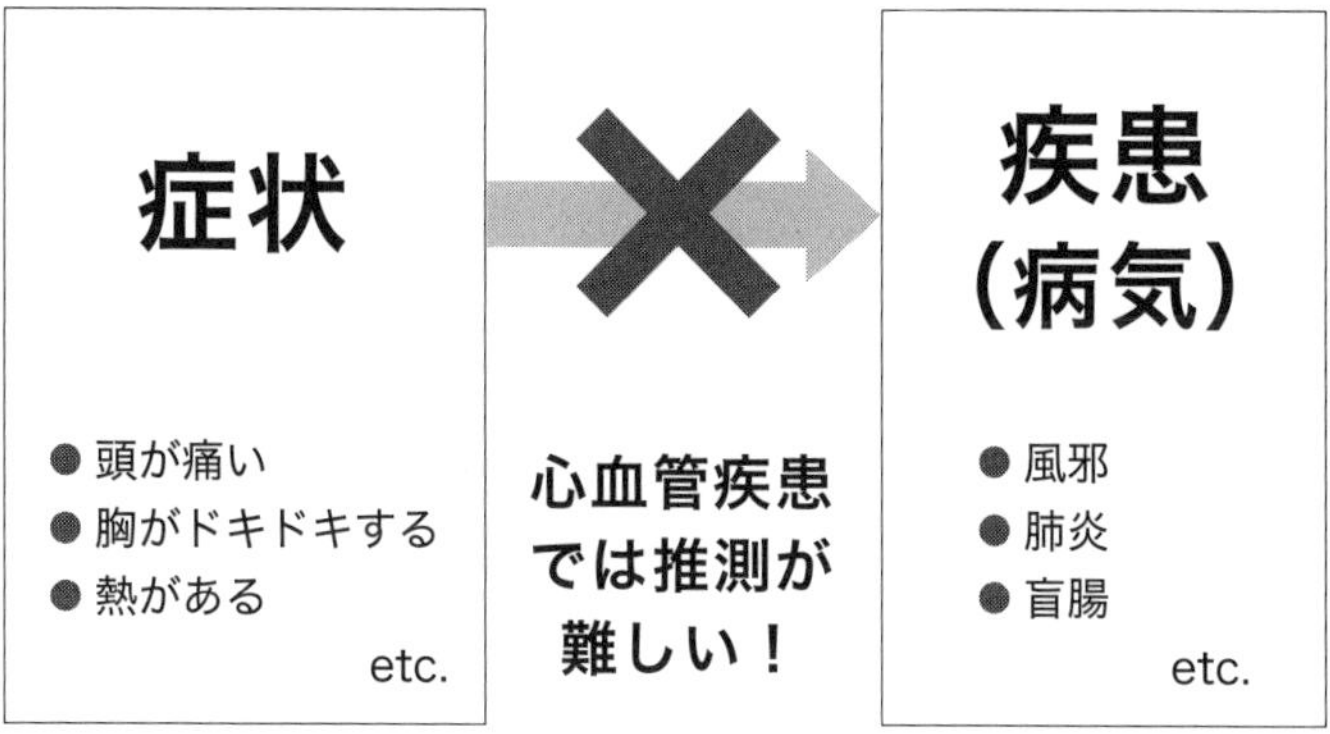

に違和感があったりドキドキする。心臓の病気に違いない。突然死するのではないか?」と訴える方が来られます。違和感やドキドキはご本人が感じる症状であり、症状自体は事実なのでしょう。そして、そのような症状から心臓の疾患を推測して病院にいらしたわけです。

ところが、そういう方から実際に心血管の病気、つまり疾患が見つかるケースは半分もありません。心血管疾患の知識がないばかりに「胸がおかしい→心臓病」と思い込んでしまうのですが、その多くは心配要りません。心血管疾患では、症状＝疾患という図式は成り立たないからです。

心血管疾患の場合に問題なのは、症状から疾患を推測することが極めて難しい点にあります。心臓の専門医でも、患者さんが訴える症状だけから心臓の病気を発見することはほぼ不可能であるくらいです。

さらには、恐ろしいことに、まったく自覚症状がなくても心血管疾患が潜んでいる場合も少なくないのです。

まとめ

◉症状は自覚できる体の異変、疾患は実際に存在する体の異変のこと

◉胸に鼓動や違和感などの症状を感じても、実際に疾患があるケースは半分以下

◉心血管疾患は症状から疾患を見つけることが極めて難しい

「心臓病っぽくない症状」ほど危ない

ここで簡単なクイズを出します。次に挙げる症状のうち、心血管疾患の可能性が高いのはどれでしょうか？

1、胸の違和感（痛みや鼓動を感じる、など）
2、脈が抜ける
3、息切れ
4、めまい・気が遠くなる
5、体がだるい

多くの方は1を選ぶと思います。書いたように、このような症状で来院する人はとても多くいます。また、2を選ぶ人も多いでしょう。

逆に、3以降はあまり心臓病とは関係がなさそうです。特に4や5の症状は、そもそも心臓とは無関係だと考える人が多いのではないでしょうか。

では、答えを発表します。

答えは、**「後ろの方の症状ほど重い心血管疾患の恐れが大きい」**、です。1より2、2より3、3より4の症状の方が危険なのです。

意外でしょうが、**心血管疾患の場合「心血管疾患とは関係がなさそうな症状ほど危険」という傾向があります。**

それぞれを具体的に解説しましょう。

まず多くの人が心臓の心配をする胸の

関係がなさそうな症状ほど危ない

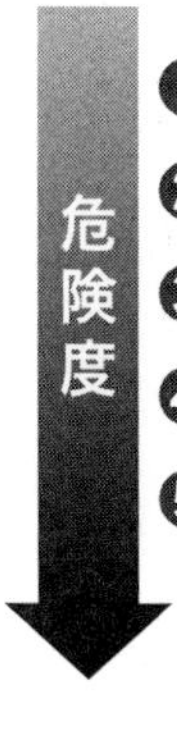

❶ 胸の違和感（痛みや鼓動を感じる、など）
❷ 脈が抜ける
❸ 息切れ
❹ めまい・気が遠くなる
❺ 体がだるい

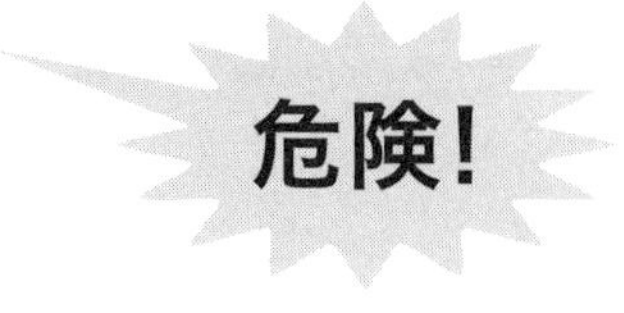

症状ですが、意外なことに、心血管疾患とのつながりは強くありません。

特に「胸がおかしい」という訴えしか症状が無い方に心血管の病気が見つかることは非常にまれです。胸には心臓以外にもたくさんの臓器がありますから、そちらの異常であるケースもありますし、単にそれまで意識しなかった鼓動を感じるようになり、不安になっただけの人も少なくありません。

「脈が飛ぶ・抜ける」などと脈の異常を訴える人も多いのですが、その多くは「期外収縮」という、年齢を重ねれば誰にでも起こる心配の要らない症状です。多くの方は鼓動や期外収縮に気づかずに毎日を過ごしているのですが、何かのきっかけで気づいてしまい、不安になって病院に行くケースが多いようです。

もちろん私は医師ですから、胸に異常を感じたら念のために病院に行くことをお勧めしますが、問題が見つかる可能性はあまり高くないでしょう。

まとめ

◉胸の違和感しか症状がない人から心血管疾患が見つかるケースは多くない
◉心血管疾患とは関係がなさそうな症状ほど危険

見落とされがちな症状にこそ潜む心血管疾患

このように、いかにも「心臓病かもしれない」と思わせる症状の大半が問題ないのですが、逆に、**一般の方々が心血管疾患を疑わない症状にこそ病気が潜んでいるのが怖いところです。**

たとえば、先ほど三番目に挙げた息切れの症状。**もし最近、息切れを感じるようになっている方は注意してください。**

実は、息切れの背後に心血管疾患がある可能性は小さくないのです。後ほど詳しく解説しますが、息切れを訴える方は、肺か心臓に問題があるケースがあります。

しかし、息切れを自覚しても「心臓に問題があるかもしれない」と考える方は少数派ではないでしょうか。「歳のせいかな？」などと考えてしまう方が大半でしょう。

このように、症状から病気に気づきづらいのが心血管疾患の難しいところです。

四番目の「めまい・気が遠くなる」は息切れ以上に心臓とは関係がなさそうですが、その認識は間違っています。もしめまいを感じて耳鼻科系や脳神経外科で問題が見つからなければ、次には心臓のチェックをしなければいけません。想像しづらいとは思いますが、めまいの原因が心臓にあるケースは少なくありません。

五番目の「だるさ」に至っては、心臓と関係があると考える人はさらに少なくなると思いますが、大いに関係があるのです。なぜなら、心臓の機能が低下すると、全身の血流が減少して体中に悪影響を及ぼすからです。

まとめ

◉息切れやめまい、だるさなどの背後に心血管疾患が潜むことがある

症状を見落とさないための心拍数・血圧チェック

症状から心血管疾患を推測することは極めて難しいと書きましたが、一つだけ、すべての心血管疾患に共通する症状、または特徴があります。

それは運動能力の低下です。 平たく表現すると、心血管疾患になると体力が落ち、今までは何ともなかった運動でも疲れてしまうのです。

その理由は、心臓の機能を考えれば理解できるはずです。

1章を思い出してください。心臓の役割は、筋肉を含む全身の臓器に血液を送り込むことでした。したがって、心臓から体中に送られる血液の量が減ると臓器が不調になり、それが体力の低下やだるさとなって現れるからです。

しかし、息切れがしたり、だるいからといってすぐに心臓の異常だと早とちりすることもできません。誰にでも起こり得る症状ですし、病気がない方でも激しい運動をすれば息切れを起こすのは当然です。

そこで意味を持つのが、日ごろからの心拍数（脈拍）・血圧のチェックです。もし息切れやだるさの背後に心血管疾患が潜んでいれば、必ず心拍数や血圧にも変化が現れるはずだからです。息切れやだるさに加えて心拍数や血圧の上昇が見られれば、心血管に問題がある可能性がさらに高くなります。

繰り返しになりますが、われわれ専門の医師でも症状から心血管疾患を特定するのは極めて困難です。

しかし心拍数や血圧の推移のデータさえあれば、推測の精度は一気に高くなります。日ごろから心拍数・血圧をチェックすることの大切さがご理解いただけたでしょうか。

まとめ

◉心血管疾患を症状から見つけるのは難しい

◉しかし、日常的に心拍数と血圧を測っていれば疾患を見つけやすい

心臓の病院は恐ろしくない

このように症状から発見しにくい心血管疾患ですが、まったく手掛かりがないわけではありません。これから、心血管疾患のリスクがある方々に特に注意して頂きたい4つの症状（あるいは特徴）である「運動能力の低下」「失神」「むくみ」「広範囲の鈍い胸痛」をご紹介します。

もしこれらの症状を自覚したら、病院でチェックされることをお勧めします。その際には、心血管を専門とする**「循環器内科」**にかかってください。

億劫になって、あるいは怖くなって病院に行きづらい方も多いかもしれませんが、検査を恐れる必要はまったくありません。**われわれ循環器内科では、痛かったり辛かったりする検査はまず行わないためです。**

多くの場合は問診にはじまり、そこに聴診、胸部レントゲン検査、心電図検査、あるいは超音波検査や運動負荷検査が加わるくらいで基本的な評価は行えます。

病院にかかりたがらない方々の中には、医師に恐ろしいことを言われるのが怖い方もいるかもしれません。特に心血管疾患には突然死のイメージがありますから、「突然死の恐れがあります」などと言われることを恐れて病院に行きにくい方もおられるかもしれません。

しかし、心臓病＝突然死のイメージは間違っていることを思い出してください。仮に心血管疾患が見つかったとしても突然死の可能性は極めて低く、また、ほとんどの心血管疾患では有効な治療法が確立されています。

予防や治療が可能な病気で生活の質（クオリティ・オブ・ライフ）を下げたり命を危険にさらすのは惜しいと思いませんか？ 安心して循環器内科にいらしてください。

まとめ

- ◉心血管の病気のチェックは「循環器内科」で行う
- ◉循環器内科で行う基本的な検査に恐ろしいものはない

「数週間前から」「たまに」現れる症状が危険

私たち医師が患者さんの症状をチェックするときには、単にその症状の内容だけではなく、

・いつから症状があるか
・症状はよくなっているのか、悪くなっているのか
・症状はどのくらい続くか

を重視します。

心血管疾患の場合、「○年前から症状がある」「１日中症状が感じられる」というようなケースの多くは、それほど心配は要りません。もし本当に心臓に問題があるならば身体に極めて大きなダメージを与えるため、１年以上も症状が続くことは考えにくいですし、１日中症状が出ているほど重ければ、自力で病院に来るのは難しいと考え

られるからです。

逆に危険なパターンは、

・数カ月～数週間前から、ときどき症状がある
・だんだん悪くなっている
・症状は一瞬ではなく持続するが、長時間は続かない

というものです。

心血管疾患は年単位で悪化するがんとは異なり、もう少し短いスパンで症状が悪化するのが特徴です。また、症状が1日中続かず、数分～数十分程度で治まるのも特徴です。症状が治まったからといって安心せず、現れるたびに悪化しているようならばすぐに病院に行ってください。

まとめ

◉心血管疾患の症状は数週間単位で悪化する場合が多い
◉症状は一瞬ではなく持続するが、数十分程度で消えることが多い

走れなくなったら要注意

注意して頂きたいもっとも代表的な症状は、「**走れなくなる**」とか「**階段を上がれなくなった**」といったものです。すなわち、運動能力の低下です。**いつも上がれていた駅の階段が、急に辛く感じられるようになったら要注意です。**

心血管に何か異変が起きているかもしれません。

書いたように、運動能力の低下は、どんな心血管疾患でも確実に現れる症状です。

もし命に係わるような心血管疾患があれば、間違いなく、走ったり階段を上がったりすることが苦しくなるはずです。

逆に言うと、たまに一瞬、脈が抜けるくらいの症状があったとしても、問題なく走れるケースがあります。それはつまり、差し迫った問題はないということです。

運動能力の低下を含めた、ここでご紹介する4つの症状、すなわち「運動能力の低下」「失神」「むくみ」「範囲の広い鈍い胸痛」の原因が心臓にある場合、症状は数時間単位で急激に悪化することがあります。すぐに病院に行ってください。

まとめ

◉心血管に重大な病気がある場合、ほぼ確実に運動能力が低下する

◉走ったり階段を上がったりといった普段はできている運動ができなくなる

もっとも怖い症状「失神」

心血管疾患におけるもっとも恐ろしい症状は、意外かもしれませんが、失神です。気を失うのです。これは死に直結しかねない、一番危険な症状です。

なぜ失神がそんなに危険なのでしょうか？

それは、気を失うということは、心臓が止まり、脳への血流が途絶えたことを意味するためです。一度は心臓が再び動き出し、一命をとりとめたとしても、次に心臓が止まったらそのままかもしれません。すなわち、死に直結するということです。

失神という症状と心臓を結びつける方は少ないでしょう。ほとんどの方は脳の問題を疑い、脳神経外科に行きます。もちろん脳に問題があって失神することもあるのですが、心臓に原因がある場合も多いことは知っておいてください。

ただし、失神の大半が問題がないものであることも事実です。失神によって病院に来る方は少なくないのですが、過半数のケースは命に差し支えない、一過性の血圧低下による失神です。

血管と関係することなので簡単に解説しましょう。小中学校の朝礼の時間に女の子が失神したり、通勤時の駅で過労のサラリーマンが倒れたりすることがありますが、このような失神は、生理による体調不良や、過労によって血圧の調整機能が乱れたことで一時的に血圧が下がり、脳への血流が減ったことによる失神です。

医者の不養生と言われてしまいそうですが、私もこのタイプの失神を経験したことがあります。何日も徹夜をして論文の翻訳を終え電車に乗ったところ、気分が悪くなってそのまま倒れてしまったのです。

このような低血圧による失神はそれほど珍しくなく、心配も要らないのですが、怖いのは中に心臓が止まっているケースも含まれていることです。

したがって、失神を経験したら必ず循環器内科にかかってください。

まとめ

◉心臓が不意に止まることで起こる失神がもっとも危険な症状

◉大半の失神は危険ではないが、中には心臓が原因の失神が混ざっている

危険な失神ほどあっさりしている

注意して頂きたいのは、危険な失神ほど前兆がなく、意識を取り戻した後もけろっとしている点です。**つまり、大したことがないと感じてしまうような失神ほど危険なのです。**

私が経験したような血圧低下による失神は、背後に体調不良があるため、前兆があ

ります。私も倒れる瞬間まで「気分が悪い。これは倒れるかもしれない……」と考えていた記憶があります。

しかし心臓に原因がある失神は突然起こるのが特徴です。つまり、ある瞬間にぴたっと心臓が止まるのです。そして運よく再び心臓が動き出した場合は、けろっとしています。書いたように、心臓はずっと不調であることは少なく、時間帯によって大きく調子が変わるためです。

こういう失神は、本人にとってはあまり怖い感じがしないため「あれはなんだったんだろう」と思いながら病院に行かない方もいるかもしれません。

しかし、それは極めて危険です。**心臓はもう一度止まるかもしれませんし、その後、再び心臓が動き出す保証はありません。**

必ず病院に行くことは前提ですが、このような場合も、日ごろから脈拍と血圧を測っていればある程度危険かどうかの予想はつきます。心臓が原因の失神なら、その前後の脈拍と血圧に以前とは異なる変化が現れることが多いからです。

まとめ

◉心臓に原因がある危険な失神ほど予兆がなく、意識が戻ってもけろっとしている
◉体調不良が原因の危険ではない失神は予兆があり、危険な感じがする

「靴下の痕」がついていたら心不全の恐れ

もっとも危険な症状が失神なら、**二番目に危険な症状は「靴下の痕」**です。足首に靴下の痕が残っていたら、心臓が危険な状態かもしれません。

靴下の痕がいつもよりくっきり残るのは、脚がむくんでいるためです。

なぜ脚がむくむのでしょうか？　それは、**尿を作っている腎臓の機能が低下し、**

水分を十分に排出できなくなっているためです。

そして、**腎臓の機能低下の原因が心臓にある場合は少なくありません。心臓が不調になる「慢性心不全」によって腎臓に十分な血流が行かず、腎臓の機能が低下するのです。**

心不全という言葉はよく聞くと思いますが、ひとことで言えば「心臓が不調になり、十分な血液を送り出せていない状態」になることです。

一般的な心不全のイメージは、ある日突然「うっ」と胸が苦しくなる……というものだと思いますが、これは「急性心不全」です。**心不全には急性のものとは別に徐々に悪化する慢性心不全があり、むくみを引き起こすのは慢性心不全の方です。**ただし、慢性心不全になれば必ずむくみの症状が現れるとは限らないので注意してください。

このように慢性心不全を原因としたむくみがあるのですが、もちろん、心臓に問題がなくても腎臓の機能が低下して脚がむくむことはあります。

しかし、**慢性心不全の患者さんには息切れなどむくみ以外の症状も現れますから、**区別は難しくありません。息が切れるようになったり階段が上がれなくなるなど運動能力の低下と同時にむくみが見られるようになったら、直ちに循環器内科に行ってください。

慢性心不全によるむくみは、１週間から１カ月程度と心血管疾患にしては比較的長いスパンで悪化することが特徴です。数週間にわたってむくみ、息切れなど運動能力の低下、体内の水分量が増えたことによる体重増加などの症状が見られたら、必ず循環器内科に行きましょう。

また、やはり、心不全になると脈拍にも変化が見られます。心臓が、血液を押し出す力が落ちたことを脈拍を増やしてカバーしようとするため、脈拍が増加するのです。

まとめ

◉慢性心不全になると体がむくむことがある
◉慢性心不全の場合、むくみ以外に息切れや脈拍数増加などの症状も現れる

「痛い場所がわからない」胸痛は心筋梗塞の前触れ？

知っておいて頂きたい危険な症状の最後は、胸の痛みです。

お伝えしたように、胸の違和感や痛みの多くは心臓とは無関係なのですが、**ごく一部の痛みは心筋梗塞の前触れである恐れがあります。**

特徴は、**痛みの部位を特定できないことです。**医師の間では「ここが痛い」とはっきり指し示すことができる痛みの多くは問題ないことが知られていますが、ある程度広い範囲が圧迫されるような、鈍い痛みには要注意です。患者さんによっては胃や肩が痛むと訴える方もいますし、歯に痛みが走ると言う方もいます。

心筋梗塞の前触れである痛みは、

- **数分から10分程度続く**
- **痛みに波があり、しばらくすると良くなることも多い**

注意すべき４つの危険な症状

症状		可能性が高い疾患
運動能力の低下	→	すべての心血管疾患
失神・気が遠くなる	→	不整脈
むくみ	→	慢性心不全
範囲の広い鈍い胸痛	→	冠動脈疾患

不整脈：心拍（脈拍）が不規則になる病気の総称
心不全：心臓が原因で、全身に血液がうまく循環しなくなる病気の総称
冠動脈疾患：心臓を養う冠動脈が細くなったり、詰まったりする病気の総称

ことも特徴です。

痛みは心臓の太い血管（冠動脈）が血栓によってふさがりかけているときに発生するのですが、詰まりかかった血管が再び流れはじめることも少なくありません。そんなときは痛みが消える、または改善するのです。

また、痛みを感じはじめたころは、運動時や飲酒時など心拍数が上がる場面だけで痛みを感じることが多いようです。しかし、徐々に痛みを感じる時間が増えていきます。

一時的に改善しても、いずれ完全にふさがるときがきます。それこそが心筋梗塞であり、命に係わります。このように、冠動脈が詰まったり細くなったりして心臓の筋肉に十分な酸素や栄養が行き届かなくなる病気を冠動脈疾患と総称しますが、治療は可能なので、直ちに循環器内科に行ってください。

心筋梗塞の難しい点は、必ずしも脈拍や血圧に前兆が現れるとは限らないところです。心臓の血管がふさがっていないときは健康な人と変わりありませんから、脈拍も血圧も正常です。

ですが、心筋梗塞は発生する時間帯に偏りがあります。**朝と夕方に多いのです。**

朝に心筋梗塞が多いのは、朝は血圧が上がるため血管内のプラークが破れて血栓ができやすいからです。夕方に心筋梗塞が多い理由はわかっていません。季節にも偏りがあり、やはり血圧が高くなる冬が危険です。


さて、ここまで、心血管疾患で危険な４つの症状をご紹介してきました。**運動能力の低下、失神、むくみ、広範囲の鈍い胸痛です。**

書いたように心血管疾患では必ずしも症状と疾患（病気）はセットではないのですが、この章でご紹介した症状については多くの場合、失神・むくみ・胸痛の原因としてそれぞれ不整脈・慢性心不全・冠動脈疾患が考えられます。そして、運動能力の低下はこれら３つのいずれの場合でも現れる症状です。

複雑なイメージがある心臓病ですが、皆さんが知っておくべき重大な病気は、大まかにはこれら３つだけなのです。症状と一緒に図にまとめたので、復習してください。

まとめ

◉胸の血管が詰まり心筋梗塞になりかけると痛みを感じる
◉痛みの範囲を特定しづらい鈍い痛みが特徴
◉痛みは数分程度続き、波がある

「脳卒中」は見逃しようがない

心臓の病気ではありませんが、血管の病気である「脳卒中」についても触れておきましょう。

脳卒中とは、脳の重要な血管が詰まったり破れたりして起こるトラブルの総称です。具体的には、脳の血管がプラークや流れてきた血栓によって詰まる「脳梗塞」、血管の奇形などによって脳内で出血が起こる「脳出血」、脳の表面の動脈のコブが破れる「クモ膜下出血」などがあります。

脳卒中の症状については、これまでご紹介した症状のような詳しい説明は要らないでしょう。まず見逃すことがないようなはっきりした症状が現れるからです。代表的な症状の頭文字をとり、「ＦＡＳＴ」と呼ばれるものです。

「F」はFace（顔）。脳卒中を起こすと脳へのダメージにより、顔が左右非対称に歪みます。「A」は「Arm」（腕）。片腕だけに力が入らなくなります。いずれも、左右非対称に症状が現れるのがポイントです。他に視野が半分欠けたり、立てなくなったりすることもありますが、いずれの症状も明らかに「何かおかしい」と思わせるものです。

「S」は「Suddenly」（突然）。こういった症状は数カ月や数週間など長いスパンではなく、突然起こります。そして「T」は「Tongue」（舌）。言葉がもつれる方も多くいるからです。

脳卒中は時間との闘いです。今記したような症状が起きたら、直ちに救急車を呼んでください。**ためらってはいけません。**

脳卒中にも心臓病と同じように突然死のイメージがあるかもしれませんが、やはり、それは正しくありません。強烈な頭痛とともに脳の表面の動脈が破れる「クモ膜下出血」の予後は今でもよくないのですが、**クモ膜下出血以外の脳卒中は回復が可能で、直ちに命に係わらない場合も少なくありません。**

しかしそのような場合も、治療が遅れれば遅れるほど重い障害が残りやすくなります。発症から数時間が勝負なのです。

まとめ

◉「脳卒中」は脳の血管のトラブルの総称
◉顔や腕が動かなくなる、言葉がもつれるなどの症状
◉体や顔の症状は左右非対称に出ることが多い
◉時間との勝負なので直ちに救急車を呼ぶ

［第３章］

誰も知らない不整脈の真実

日本人の99%は不整脈

2章ではさまざまな心血管疾患について述べてきましたが、3章では、脈が乱れる「不整脈」について解説します。

なぜ不整脈だけで独立した章を設けたのかというと、不整脈はとてもありふれているからです。どれくらいありふれているかというと、**成人した日本人のおよそ99%が不整脈を持っている**くらいです。

したがって、今、本書を読んでくださっている皆さんも、まず間違いなく不整脈を持っています。大半の方は不整脈の存在に気づいていないだけで、検査をすればほぼ全員に不整脈が見つかるでしょう。

では、なぜそんなにありふれた不整脈が問題になるのでしょうか？

それは、不整脈には、危険な不整脈とそうではない不整脈があるからです。

まとめ

◉日本人のほぼ全員が不整脈を持っている
◉不整脈には、危険なものとそうではないものがある

「不整脈」という病気はない

最初に断っておきたいのは、「不整脈」という病気は存在しないということです。いわゆる不整脈とは、脈が乱れるさまざまな疾患を、まとめて呼んでいるにすぎません。脈が乱れる疾患は、原因となる心臓の場所や種類によっておよそ8種類ほどありますが、もしあなたが医師でなければ覚える必要はありません。

つまり、**「不整脈」という病気はないのです**。私は、そもそも不整脈という言葉は要らないのではないか、とさえ思っています。

そしてもっとも重要なことは、**不整脈と呼ばれる症状の9割はとくに問題はなく、何の心配も要らないということです。**日本人のほぼ全員が持つ不整脈がそんな危険な疾患だったら、大変です。

しかし、不整脈の中にはごく一部に、放っておくと危険な状態につながりかねないものがあるのも事実です。したがってこの章では、治療が必要な不整脈を中心に解説します。

まとめ

- ◉不整脈とは脈が乱れる病気の総称
- ◉不整脈の9割は心配が要らないもの

不整脈にはさまざまな症状がある

先ほど、不整脈とは「脈が乱れる」ものだと述べましたが、具体的にどんな症状が出るのか、もう少し詳しく見ていきましょう。

不整脈の症状には次のようなものがあります。

・脈が早くなったり、動悸がする
・脈が抜ける
・胸の違和感
・息切れやだるさ、めまいなど

このように、脈が乱れるといってもさまざまな症状があるのが不整脈です。書いたように、不整脈に気づいていない方も多いでしょう。

また、不整脈のメカニズムには今もよく分かっていない部分が多いため、他の心血管疾患と同じように、症状から病気を判断することがほぼ不可能です。症状が感じられないから問題ないとは限らない一方で、辛い症状があるから重い病気であるともいえません。

したがって、不整脈の種類や重症度を知るためには、心電図検査をするしかないのです。心電図検査というと大げさなようですが、痛みもありませんし、恐れる必要はまったくありません。

自分の不整脈に気づいた方の中には「いつか突然死してしまうのではないだろうか……」と不安に襲われる方も多いのですが、検査をして問題がないタイプの不整脈であることがわかったとたんに、不安が消えるケースが多いようです。

まとめ

◉不整脈の症状はさまざま
◉症状からは病気があるかどうかを判断できない
◉不整脈の種類や重症度を知るには心電図検査が必要

治療すべき不整脈と放置してよい不整脈

あまり不安がらないでください。大半の不整脈は、放っておいてもまったく問題はないと診断されるでしょう。ただし、繰り返しますが、一部に危険な不整脈があることも事実です。

治療すべきかどうかは、症状からも推測することができます。

先ほど羅列した不整脈の症状をもう一度見てください。よく見ると、**短時間だけ起こる症状と、長時間持続したり、全身に起こる症状とに分けられる**ことに気づくでしょう。

短時間だけの症状は「脈が一時的に早くなる・抜ける」「一瞬、胸がつかえる感じがする」などが代表的です。こういった症状の不整脈のほとんどは命に別状がなく、特別な治療は要らないものがほとんどです。

しかし中には、動悸が長時間続いたり、だるさや息切れなど全身に影響を及ぼす症状もあります。場合によっては意識が遠のくケースもあります。こういった不整脈は、次の2つの理由から治療が必要になります。

まず、このように持続したり、全身に症状が現れる不整脈の背後には、命に係わる重大な病気が隠れている可能性が高いためです。直ちに検査をし、病気を突きとめて治療しなければいけません。

もう1つの理由は、不整脈の裏に隠れる病気とは別に、不整脈の症状そのものが生活の質（クオリティ・オブ・ライフ：QOL）を著しく下げるためです。仮に命にはまったく影響がない不整脈でも、QOLを下げるならば放っておくわけにはいきません。

まとめ

◉短時間だけ現れる症状のほとんどは治療は不要
◉症状が持続したり、全身に現れる不整脈は治療が必要

誰にでもある「期外収縮」

種類がたくさんあり、とても複雑な不整脈ですが、皆さんに知っておいてほしいのはこれからご紹介する3つしかありません。

まずは、**もっとも多い不整脈である「期外収縮」**。健康な成人の98・7％に期外収縮が見つかったという研究もあるほど、ありふれた不整脈です。主な原因は加齢ですが、心身のストレスや睡眠不足、カフェインやアルコールなどによっても悪化します。

多くの人は、自分の心臓で期外収縮が起こっていることには気づきません。気づいても、一瞬だけ脈が抜けるとか、やはり一瞬胸がつかえる感じがするとか、その程度。症状は一瞬だけです。

期外収縮は無害ですから、基本的に治療の必要はありません。放っておくだけです。

しかし、一度期外収縮に気づいてしまうと、不安にとらわれてしまう人も少なくありません。かくいう私も、若いころ、当直で徹夜をした翌日にはしばしば期外収縮に気づきました。私の場合、食道というか胸にものがつかえるような感じがしたのですが、これも期外収縮によくある症状です。

もちろん私は心臓を専門とする医師ですから、期外収縮のことは知っています。しかしそれでも、「これは何の症状だろう。怖い病気ではないだろうか」と恐ろしくなったことは覚えています。不安になり心電図をとった結果は、やはり期外収縮でした。睡眠不足が原因だったのでしょう。

このように、無害とはいえ不安な気持ちにさせるのが期外収縮の困ったところです。多くの方は医師から「心配要りません」と聞くと安心して不安から抜け出すことができますから、検査を受けることが安心するための最短コースといえるでしょう。

その上で、睡眠をしっかり取ったり、各種ストレスや刺激物などを避けたりして期外収縮の要因をなくしてください。あまりに不安が大きい場合は、抗不安薬などで治療をすることもあります。

まとめ

◉期外収縮は、成人のほぼ全員が持つ不整脈
◉期外収縮に気づくと不安になるが、無害
◉ストレスや疲労、刺激物などで悪化する

年間2万人が命を落とす危険な「心室細動」

心臓には、全身に血液を送り出す役割を担っている「心室」と呼ばれる部分があります。いわば、ポンプです。

心室は筋肉の収縮によって血液を送り出しているのですが、心臓を含む全身の筋肉は電気信号によって動いています。中学校や高校で、解剖したカエルに電気刺激を与えて筋肉を動かした経験をお持ちの方もいるかと思いますが、同じ理屈です。

この心室に異常が起こり、速く連続的な電気興奮を発してしまうことがあります。これが「心室細動」です。**心室細動を起こすと、心室がポンプとしての役割を果たせなくなり、血液を送り出せなくなります**（わずかに血液を送り出せている状態を「心室頻拍」と呼びますが、やがては心室細動に移行しやすいと考えられています）。

これは**致命的な事態**であり、ただちに命に係わります。発生から時間が経つごとに生存率はどんどん低下し、10分が経過するとほとんどの方が亡くなります。

日本では毎年、成人1万人あたり3～4人が突然死をしていますが、そのおよそ半数は心室細動によって亡くなっていると考えられています。その数は、年間およそ2万人にものぼります。

「心臓病＝突然死」のイメージも、心室細動に発しているのかもしれません。いずれにせよ、直ちに救命行為を行わなければいけない、とても危険な不整脈です。

まとめ

◉心臓のポンプ機能が故障し、血液を送り出せなくなるのが心室細動

◉発生から10分でほとんどの人が死ぬほど危険

心室細動から救うためのＡＥＤ

このように、直ちに対処しなければいけない心室細動ですが、その心室細動から命を救うのが、近年、あちこちに置かれるようになったＡＥＤ（自動体外式除細動器）です。ＡＥＤは電気ショックにより心臓を正常化することができます。

ＡＥＤを倒れた人にとりつけると、ＡＥＤは自動的に心臓の動きを解析し、危険な状態であると判断するとＡＥＤの使用者に対して音声で電気ショックの与え方を指示しますから、後はボタンを押すだけです。

心室細動は時間との勝負であり、救急車の到着を待つ余裕はありません。

ＡＥＤによる電気ショックの成功率は、心室細動を起こした直後（1分以内）はかなり高いのですが、1分経過するごとに7～10％も低下します。したがって、倒れた人の周囲にいる人々がＡＥＤを使うことが生死を分けます。

ただ、**ＡＥＤはこのような状況を見越し、誰でも使えるように作られています。**

使用者は、ＡＥＤの音声指示に従うだけで電気ショックを与えられます。ＡＥＤには先ほどお伝えした自動診断機能が搭載されているため、電気ショックを与える必要がない人に対して不要に作動することはありません。恐れずに使ってください。

まとめ

- ◉ＡＥＤは心室細動から命を救うことができる
- ◉ＡＥＤは誰にでも使えるよう、音声指示機能がついている
- ◉心室細動は時間との勝負。恐れずにＡＥＤを使う

気づかないうちに重症化する「心房細動」

不整脈の中でも特に注意してもらいたいのが、期外収縮の次に多い「心房細動」です。心房細動は命に悪影響を及ぼすことがあり、しかも**人口の1～2％と決して少なくない人が持っている**わりに、あまり知られていません。心房細動を持つ人は加齢と共に増え、80代の人の1割には見つかるといわれています。

心房細動とは、心臓の中の血液を溜める部分である「心房」が、やはり電気的な異常により細かく震えてしまっている状態のことを指します。その結果、ポンプである心室は動いているのですが、脈がまったく不規則になってしまいます。

他に、息切れや胸の不快感などを感じる人もいますが、約半数の方は症状を感じません。

心房細動の怖い点は、症状が出はじめたころは数分程度で治まってしまうため、気づきにくい点です。回数も、年に数回程度しか起きません。

しかし治療せずに放置していると持続時間と頻度がだんだん増していき、10年ほど経ってしまうと、心臓はずっと心房細動の状態でいることになります。

こうなると、非常に危険です。

まとめ

◉血液を溜める心房が震え続け、脈が乱れるのが心房細動

◉症状の出はじめは気づきにくいが徐々に悪化する

脳梗塞と心不全を引き起こす心房細動

心房細動は、直接命を脅かすことはありません。しかし、脳梗塞と心不全を引き起こすのです。心房細動を放っておくと、脳梗塞を起こす確率が5倍、心不全になる確率が4倍になることが分かっています。

心房細動が脳梗塞に繋がるのは、心臓の中で血液がよどむことで血の塊である血栓ができ、それが脳に飛んで血管を詰まらせるためです。心房細動が見つかったら、その治療と並行して脳梗塞の予防もしなければいけません。

また、心房細動により脈が乱れると血液を押し出す力が低下し、心不全を引き起こすことがあります。すると、息切れやむくみなどの症状が現れます。

心房細動を放置して脳梗塞や心不全になると、命に係わる場合もあります。しかし心房細動は早期発見が難しいため、医学界でも問題視されています。

ただし、心房細動も他の心血管疾患と同じく、誰にでも等しくリスクがあるわけではありません。やはり他の心血管疾患のように、高血圧や糖尿病（高血糖）があるとかかりやすくなるのです。

したがって、おだやかな血液としなやかな血管、余裕のある心臓を手に入れられれば、心房細動のリスクもかなり低くなるでしょう。

まとめ

◉心房細動は脳梗塞と心不全のリスクを大幅に増大させる
◉心房細動も予防ができる

［第4章］

余裕のある心臓とおだやかな血液を手に入れる

健康な心臓と血管は習慣で作れる

ここまで、知っておいて頂きたい心血管疾患をご紹介しました。

本書の読者の中には、ご紹介した心血管に近づきつつある方もいることでしょう。具体的な病気の解説を聞いて、怖くなった人もいるかもしれません。

しかし、病気を恐れる前に、1章でお伝えしたことを思い出してください。復習になりますが、心血管の病気は、遺伝に「慢性炎症」が加わったときに発生するのでした。遺伝とは心血管疾患になりやすい生まれ持った体質のことを指し、慢性炎症とは心血管の病気に繋がりやすい状態が続いていることを指します。

つまり、生まれながら心血管の病気になりやすい人が、心血管の病気になりやすい生活を続けることで、はじめて病気が起こるのです。

ということは、もしあなたが心血管の病気になりやすい体質だとしても、慢性炎症を避けて心血管の病気になりにくい生活をしていれば、**かなりの確率で病気を防げるということでもあります。**

健康な心臓と血管は、習慣によって作ることができるのです。

まとめ

◉**病気に繋がる慢性炎症を防げれば、病気になる確率を大幅に下げられる**

キーワードは「おだやかな血液」と「余裕のある心臓」

では、病気になりにくい血管と心臓とはどのようなものでしょうか？
それは、**「おだやかな血液」が流れる血管と、「余裕のある心臓」**です。

おだやかな血液とは、ひとことで言えば炎症のない血液のことです。高血圧や高血糖、高コレステロールなどがある「とげとげしい血液」は、徐々に血管や心臓にダメージを与えていき、いずれ心臓や血管に病気を引き起こします。

また、**余裕のある心臓とは、やはり簡単に表現するなら、心拍数が低く、低い血圧でも全身に十分な血液を行き渡らせられる心臓のことになります。**

決して「強い心臓」ではない点を意識してください。心臓に関しては強さではなく、どんなシチュエーションでも、無理なく血液を押し出せる「余裕」が必要なのです。
余裕のない心臓は、無理を重ねているうちに病気になってしまいます。

4章では、おだやかな血液と余裕のある心臓のくわしい意味と、それらを手に入れる方法をお伝えします。決して難しいことはありません。毎日の生活の習慣に少し気を使うだけで、劇的な改善が見込めるのが心臓と血管です。

まとめ

◉病気を防ぐのは「おだやかな血液」と「余裕のある心臓」

◉「とげとげしい血液」や「無理をしている心臓」が病気を引き起こす

「とげとげしい血液」は動脈を硬化させる

心血管疾患に繋がりやすい「とげとげしい血液」とは、

・高血糖
・高悪玉コレステロール
・高尿酸血症
・高中性脂肪

などが見られる血液のことです。いずれも健康診断でチェックされる項目ですから、問題を指摘された方もいらっしゃるかもしれません。

これらの項目は、それぞれがさまざまな病気の原因になります。たとえば高血糖値は糖尿病につながりますし、高尿酸血症を放置すると痛風や結石の恐れがあります。

しかし、**これらすべては心血管疾患の要因にもなることをご存知でしょうか。**こういったとげとげしい血液は動脈硬化を引き起こし、やがては心筋梗塞や脳梗塞、狭心症を引き起こす恐れがあるのです。

血糖値や悪玉コレステロールの値が高いとげとげしい血液は血液中に多くの「活性酸素」を生み出します。すると、**この活性酸素によって酸化した血液中の脂質が、血管の内側にべったりと付着してしまいます。これが動脈硬化です。**動脈硬化が進むとやがては危険な血栓が形成され、心筋梗塞や脳梗塞に繋がるのは2章で解説した通りです。

逆に言うと、血液が「とげとげしく」なく、つまりおだやかな状態を維持できれば血液中にはあまり活性酸素が生まれませんから、動脈硬化が起こりません。おだやかな血液を手に入れられれば、心血管疾患を予防できるということです。

まとめ

◉高血糖、高悪玉コレステロール、高尿酸血症、高中性脂肪などがとげとげしい血液の特徴

◉とげとげしい血液は動脈を硬化させ、心血管疾患を引き起こす

「余裕のない心臓」は疲労していく

ただし、心血管疾患を防ぐためには、おだやかな血液だけでは不十分です。心臓そのものに余裕がない状態が続いていると、心臓が疲労し、やはり心血管疾患を引き起こしてしまいます。

心臓の「余裕」は、安静時の心拍数と血圧を測ればわかります。心臓の心拍数が高いということは、常にドキドキしてハイペースで仕事を続けていることを意味します。また、血圧が高いということは、血液の圧力が増し、やはり心臓や血管に負担をかけているということです。

したがって、**高い安静時心拍数や高血圧は心臓の仕事量を増やして心臓を疲れさせ、心不全や不整脈を引き起こします。**

さらには、高血圧の状態が続くと血液の圧力により、血管の内側の壁に細かい傷がついていきます。するとそこに先述した酸化した脂肪が溜まって動脈が硬化し、やはり狭心症・心筋梗塞・脳梗塞を引き起こします。

まとめ

◉高い安静時心拍数・高血圧は血管と心臓に負担をかけ病気を引き起こす

◉高血圧は動脈硬化にもつながる

心血管の病気を防ぐ「おだやかな血液」と「余裕のある心臓」

ここで、ようやく本書の最終目的がはっきりしました。「おだやかな血液」と「余裕のある心臓」を手に入れて、心臓や血管の病気を防ぐことです。

おだやかな血液とは、**血糖値や悪玉コレステロール、尿酸値、中性脂肪などの値に問題がない血液のことです。**健康診断でひっかからない血液、と言い換えてもいいでしょう。

余裕のある心臓とは、安静時心拍数と血圧に問題がない心臓のことです。具体的な指標は、**上が100〜120㎜Hg程度に収まる血圧と、安静時で1分間に60〜70拍程度の心拍数です。**

このような血液と心臓を手に入れられれば、心臓・血管の病気になる心配は非常に低くなるのです。

本書の冒頭のおさらいになりますが、近年の日本人の4分の1近くは心臓か血管の病気で亡くなっています。その数は、がんで亡くなる方に匹敵します。

ですが、延べ人数で7万人を超える患者さんを診てきた私の経験から言うと、**おだやかな血液と余裕のある心臓の持ち主が心臓か血管の病気になるケースは、あまり見かけません。**ほとんどの方は高血圧だったり、血糖値が高かったり、高コレステロールだったりと、血液はとげとげしく、心臓は余裕を失っています。また、多くの方はパッと見て分かるほどに太っており、運動習慣もありません。

つまり、習慣を変えておだやかな血液と余裕のある心臓を手に入れられれば、がんに匹敵する健康リスクを大幅に減らせるということです。

しかも、ここが重要なのですが、**おだやかな血液と余裕のある心臓は、これからご紹介する日常的な習慣で、誰でも手に入れられます。**心血管疾患は治療も予防も比較的簡単だと冒頭でお伝えしたことを思い出してください。

心血管疾患で命を落とすのは、惜しい！

そう思ったら、ぜひこの4章の内容を実践してください。

まとめ

◉おだやかな血液と余裕のある心臓があれば、がんに匹敵する死因である心血管疾患のリスクを大幅に減らせる

なぜ心血管疾患で亡くなる人がいるのか?

ただ、ここまでを読んで、「ちょっと話が上手すぎるぞ」と思う方もいらっしゃるかもしれません。日常的な注意でリスクを大幅に減らせて、しかも治療法も確立しているのなら、どうして予防も治療も大変ながん並みにたくさんの人が亡くなっている

の？ 矛盾していないか？ ということです。

いいえ、矛盾していません。その理由を知っていただくには、少しだけ5章の内容を先取りして、心血管疾患の治療についてお伝えする必要があります。

心血管疾患の医療は、「治療」と「管理」の2つに大別されます。治療とは、カテーテル治療や手術のことを指します。しかし心血管疾患の治療はそれだけではなく、管理も並行して行わなければ意味がありません。

管理とは、心血管に負担が少ない生活を送れるようにすることです。それはつまり、おだやかな血液と余裕のある心臓を取り戻すための生活指導にほかなりません。**心血管疾患から健康を取り戻すためには、われわれ医師が行う治療だけではダメで、健康的な食事や運動の習慣づけなどの管理が欠かせないのです。**

治療は日進月歩で進化していますから、世間のイメージとは異なり、手術にせよカテーテルにせよ、多くは成功します。しかも手術の危険性は10年前や20年前とは比較にならないくらい低くなりました。

しかし難しいのは管理です。

医師が行う治療とは異なり、管理は患者さん本人が行うしかありません。手術が上手くいっても、その後の管理、すなわち生活習慣の立て直しが続かなければ、あっという間に血液と心臓は不健康な状態に逆戻りしてしまいます。

ところが、**治療が成功しても、管理に失敗する患者さんが非常に多いのです。**自らの意思で生活習慣を正すことは手術よりも難しいのでしょう。その結果、心血管疾患が再び悪化し、中には命に係わる事態にまで至る方が少なくありません。治療法が進歩した今日でも心血管疾患で命を落とす方がいる理由の一つはここにあります。

おだやかな血液と余裕のある心臓を取り戻す習慣をお伝えする本章が、とても重要な理由がおわかりいただけたでしょうか。

まとめ

- ◉心血管疾患の医療は、治療と管理に分かれる
- ◉治療が成功しても、生活習慣を改善する管理に失敗する人がとても多い

やれる範囲で、やれることをやる

習慣を変えることが簡単ではないのは、いきなり「１００点満点」を目指してしまう方が多いからです。

おだやかな血液と余裕のある心臓を作るための習慣は、食事や運動など多岐にわたります。カロリー、塩分量、脂質、運動の内容など、いろいろなことに注意しなければいけないのです。

したがって、あまり完璧を求めすぎると無理が生じてしまい、途中で挫折してしまいます。これは、それまでの努力が水の泡に帰してしまいますから、一番まずいパターンです。

挫折するくらいなら、多少は目標に届かなくても、ほどほどの努力を続けられる方がはるかに効果的です。ですから、最初から完璧を求めず、「**合格点が取れればいいかな**」くらいの気持ちではじめることをお勧めします。

念のため補足しますが、運動についても食事についても、これから記す目標を完璧に満たせることがベストであることは言うまでもありません。もしこの章に書く習慣をすべて、完全に実行できれば、あっという間に血液と心臓の状態は改善するでしょう。

しかしそれは理想論です。理想を追い求めて挫折するくらいなら、多少妥協しても続けられる目標を設定すべきです。「継続できなかった」「挫折してしまった」だけは、避けなければいけません。

テストでは100点を取れるのがベストであることには変わりませんが、80点でも70点でも、0点よりははるかにいいでしょう。無理に100点満点を目指して挫折し、テスト勉強を止めてしまっては0点です。

やれる範囲で、やれることをやる。それがおだやかな血液と余裕のある心臓を手に入れる最大のコツかもしれません。

まとめ

◉いきなり完璧を目指すと失敗する
◉まずはやれる範囲で、やれることからやっていく

有酸素運動は万能薬

まず最初に身に付けて頂きたいのが、運動の一種である「有酸素運動」の習慣です。なぜ最初にご紹介するのかというと、**有酸素運動は驚くべき万能薬だからです。**

その効果は、心血管疾患に関係するものだけでも「**減量**」「**血圧の低下**」「**安静時心拍数の低下**」「**血中の中性脂肪の減少**」「**血糖値の低下**」などが挙げられます。もちろん他に、ストレス解消や筋力・持久力の向上などが期待できることも言うまでもありません。

有酸素運動がこれほどの効果をもたらすメカニズムはとても複雑です。体重の低下（体重が１kg増えると血圧は１㎜Hgほど上がります）や血液内のブドウ糖を消費すること、心身をリラックスさせる「副交感神経」が出やすくなること、血管がしなやかになることなど、運動がもたらすたくさんの効果が巡り巡っておだやかな血液と余裕のある心臓を作ってくれます。

医療関係者が「運動をしてください」と口を酸っぱくして言い続ける理由がおわかりになったでしょうか。**それは、有酸素運動の効果が極めて大きいからです。**

しかし、ひとつだけ注意してほしいことがあります。それは、運動ならなんでもよいわけではない点です。おだやかな血液と余裕のある心臓を手に入れるための運動は「無酸素運動」ではなく、有酸素運動でなくてはいけません。

まとめ

◉有酸素運動には多くの効果が期待できる

苦しいのが無酸素運動、苦しくないのが有酸素運動

いわゆる運動は、無酸素運動と有酸素運動に分けることができます。無酸素運動とは酸素をあまり消費しない運動、有酸素運動とは酸素を多く消費する運動のことです。ただし両者は明確に線引きできるものではなく、多くの運動は有酸素と無酸素の両方から成り立っています。

……というのは、やや専門的すぎる解説かもしれません。もっと簡単に述べると、**無酸素運動とは息が切れるような苦しい運動であり、有酸素運動は鼻歌を歌いながらでもできるくらいの、あまり苦しくはない運動です。**一例を挙げると、全力でのダッシュは無酸素運動ですが、ウォーキングは有酸素運動です。

無酸素運動にも健康増進効果はあるのですが、苦しいため、習慣づけは簡単ではありません。それだけではなく、**運動に伴って血圧が大きく上昇して心臓や血管に負担がかかるため、危険です。**高齢者や心血管に弱さがある方が激しい運動を禁じら

れるのはこのためでもあります。さらに付け加えると、関節や筋肉への負担も大きくなります。

一方の有酸素運動は、無酸素運動ほど苦しくはないため継続しやすく、また、長時間行いやすいことが特徴です。さらに、無酸素運動ほどは血圧が上がらないため、リスクもありません。

ただ、有酸素運動であっても、運動療法は血圧に異常がないことが前提です。安静時の上の血圧が１４０㎜Ｈｇを上回っている方は、必ず医師に相談してから運動をはじめてください。

まとめ

- ◉苦しいのが無酸素運動、苦しく感じないのが有酸素運動
- ◉有酸素運動は血圧があまり上がらず、心血管への負担が小さい
- ◉運動をはじめる前に医師に相談する

有酸素運動は「鼻歌」でチェック

では、具体的に何をすればよいのでしょうか？

有酸素運動としてよく挙げられるのは、ウォーキング、ジョギング、水泳、サイクリングなどです。しかし、ジョギングやサイクリングでも、全力で走ってしまうと血圧が著しく上昇する無酸素運動になってしまいます。

ポイントは、運動の苦しさの程度である「運動強度」をチェックすることです。

運動強度が高いと無酸素運動、運動強度が低いと有酸素運動に相当します。

強度が上がるほど心拍数が上がるため、運動強度は心拍数によって計測できます。

安静時の心拍数より上で、無酸素運動の心拍数よりも低いのが有酸素運動と考えて問題ありません。具体的には、最大心拍数の60～70％前後を狙ってください。

年齢と共に低下する最大心拍数は、「２２０―年齢」がおおよその目安です。したがって、もしあなたが60歳ならば、

（220－60）×60～70％＝96～112拍ほど

を目安に運動をしてください。

とはいえ、普通の方は携帯タイプの心拍計を持っていないでしょうし、運動中に脈を測るのも面倒です。そこで、主観的な「きつさ」や、運動中に話せるかどうかを目安にするとよいでしょう。

季節にもよりますが、汗がダラダラ出て呼吸がゼエゼエするような運動は、無酸素運動です。強度が高すぎます。しかし汗も出ず、呼吸もまったく乱れないようでは強度が低すぎて運動になっていません。

有酸素運動の強度の目安は、「話せるくらい」「鼻歌が歌えるくらい」です。主観的には、「少しだけ苦しいと感じる程度」です。会話ができないほど息が上がっていては強度が高すぎますから、少しペースを落としましょう。いつも通り歩くだけでは強度が低すぎますが、走ってしまうと強度は高すぎるはずです。早歩きくらいのペースがいいでしょう。

真夏でなければ、軽く汗ばむくらいの強度だと思いますから、水分もしっかり取ってください。

まとめ

◎最大心拍数の60～70％くらいが有酸素運動の目安
◎「話せるくらい」「汗ばむくらい」も目安

「ながら」運動が継続のコツ

おだやかな血液と余裕のある心臓を手に入れるためには、有酸素運動を1回30分以上、週2回くらいからはじめてください。可能なら、2日に1回くらいのペースで行えればベストです。個人差はありますが、早い方なら1～2カ月くらいで血圧の低下や安静時心拍数の低下といった効果が現れはじめるでしょう。

先ほど述べたように、有酸素運動にはジョギングや水泳などがありますが、「よし、有酸素運動をはじめよう！」と気合いを入れて専用のウェアを買ったり、ジムに入会しなくても大丈夫です。

もちろん、そういったことをしてもいいのですが、「いきなり100点満点を目指さない」という原則を忘れないでください。運動は継続できなければ意味がありません。

有酸素運動のいいところは、「早歩き」という形で生活に取り入れやすい点です。少し早めのペースの散歩でもいいですし、通勤時に1つか2つ前の駅で降りて早歩きをするだけでも、30分程度の運動時間は確保できるはずです。

なお、運動不足という観点から見ると、実は注意しなければいけないのが専業主婦です。

働いている方は通勤という形でほぼ強制的に有酸素運動をさせられるのですが、主婦は運動量が少ないため、**気づかないうちに血液や心臓が少しずつ不健康になっている方が少なくありません。**

また、リタイアして会社勤めをしなくなった方にも同じことがいえます。個人差は大きいでしょうが、普通に通勤をするだけでも、１日数千歩程度の運動にはなっているはずです。それがゼロになるということは、かなりの運動量低下です。

専業主婦の方、またリタイアした方は特に意識して運動習慣をつけてください。せっかくの余生が健康との闘いになってしまうのはもったいない話です。

まとめ

- ◉有酸素運動を1回30分以上、週2回程度からはじめる
- ◉通勤や散歩の形で日常に取り入れるのが継続のコツ

睡眠と運動はセット

あまり知られていませんが、睡眠不足と高血圧・高い安静時心拍数の間にはとても強い関係があります。**睡眠時間が短かったり、睡眠時無呼吸症候群などで睡眠の質が悪いと血圧と心拍数が高くなることがわかっているのです。**

睡眠中は心身をリラックスさせる副交感神経が優位になり、その影響で血圧も下がります。しかし睡眠時間が足りなかったり睡眠の質が悪かったりすると、起きている間と同じように交感神経が優位になり、その影響で血圧と心拍数が上がってしまうのです。

ちなみに、睡眠不足は血糖値を下げるホルモンであるインスリンの働きにも悪影響を与えるため、血糖値上昇にもつながりかねません。

したがって、血液と心臓のためには8時間は寝たいものですが、多くの方は「そんなに眠れません」とおっしゃると思います。歳を重ねるほど、人の睡眠時間は短くなる傾向があるためです。

しかし、焦る必要はありません。**別に、まとめて8時間寝る必要はないのです。**6時間で目が覚めてしまうなら、別の時間に2時間寝ればよいだけです。睡眠を分割してはいけないというルールはありません。

もっとも、運動の習慣が身に付けば睡眠の悩みからも解放される可能性が高くなります。日中に運動をすれば、夜は心地よい疲労でよく眠れるようになるでしょう。これも運動の効果です。

まとめ

◉睡眠不足や睡眠の質の低下は高血圧や高い心拍数につながる
◉睡眠は分割してもOK。一気に眠れなければ昼寝をする

減塩は100点満点を狙わない

運動、睡眠ときたら、次は食事です。中でも減塩は、よく知られているように、高血圧を予防する上では極めて効果的です。

入院をすると病院食を食べることになりますが、病院食は塩分量にも配慮して作られています。入院患者さんを診てきた私の印象では、食事を病院食に切り替えるだけで、上の血圧が10㎜Hg近くも低下するのです。極めて大きい効果といえるでしょう。

しかし、とても継続が難しいのも減塩の特徴です。

普通の日本人は、1日に13～14gほどの塩分をとっていますが、これは世界保健機関（WHO）が目標とする1日あたりの塩分摂取量（6g）の倍以上です。**日本人はあきらかに塩分をとりすぎなのです。**

では、塩分摂取量を抑えるために食事に含まれる塩分量をチェックしてみましょう。代表的なメニューに含まれる塩分量の一例を記します。

・ラーメン…８・７g（スープを残せば３・７g）
・かけうどん…７・１g（汁を残せば２・１g）
・カレーライス…３・２g
・肉じゃが…３g
・野菜の煮物…２・４g
・味噌汁…１・５g
・アジの開き・塩鮭…１・４g

※長野県食生活改善推進協議会佐久支部、長野県佐久保健福祉事務所作成資料を参考に作成

いかがでしょうか。予想よりも多かったのではないでしょうか。仮にラーメンやうどんの汁まで飲んでしまうと、それだけで1日の塩分摂取量をオーバーします。また、肉じゃがや味噌汁といったおなじみのメニューにも相当の塩分が含まれていることがわかるはずです。

もし朝食にアジの開きと味噌汁を、昼食にカレーライスを食べると、それだけで塩分摂取量は基準値を超えてしまいます。しかし、だからといって夕食を抜くわけにはいかないでしょう。

つまり、日本の食事は全体として「しょっぱい」のです。こういう国で1日の塩分摂取量を理想的な6gに抑えるのは、不可能ではありませんが、非常に難しいと言わざるをえません。

ですから、私が大切にしている「無理に100点満点を目指さない」という原則が、食事については特に大切になります。このように減塩の効果は非常に大きいので、必ず取り組んでください。しかし、だからこそ、無理をして挫折してしまうのは避けたいものです。

1日の塩分摂取量を1g減らすだけで、上の血圧は1㎜Hgほど下がるともいわれています。「塩分を減らそう」という意識があるだけでも、うどんの汁を残したり、味噌汁を薄味にするなど塩分摂取量が減ることは間違いありませんから、数値には過度にとらわれず、できる範囲でやりましょう。

まとめ

◉減塩は血圧を効果的に低下させる
◉日本人は、基準の倍以上の塩分を摂取している
◉理想である6g／1日を無理に目指さず、できる範囲で塩分を控える

塩味に頼らないのが減塩のコツ

塩分摂取量を減らす第一のポイントは、当然のことではありますが、多くの塩分を含む食品を避けることです。ラーメンやうどんの汁を残すのはもちろん、漬物や、意外と多くの塩分を含む肉や魚の加工食品（ハム、ベーコン、ちくわなど）にも注意し

てください。また、醤油などの調味料は減塩のものを使いましょう。

しかし根本的には、**塩味に頼るくせから抜け出すことが大切です。**

つい使いやすい塩や醤油に頼ってしまいがちですが、本来、食べ物にはさまざまな味があるはずです。素材の味はもちろん、出汁やハーブ、スパイス、レモンやゆずなどの酸味で味を付けてもいいでしょう。こんがりとした焼け目の香ばしさも食欲をそそります。

減塩のためにはこういった、塩味以外の「美味しさ」も大切にしてください。

煮物なら、醤油の量を減らす代わりに出汁を濃くとる。揚げ物を食べるときは、ソースの量を半分にしてレモンをかける。野菜のおひたしには、カツオ節をたっぷりかけて醤油を減らす……。

塩味ではない調味料を上手に使うことで、無理をせずに減塩ができるはずです。さらには、味の多用さを楽しむこともできます。

また、**野菜を食べることで体から塩分を追い出すこともできます。**

いわゆる塩はミネラルの一種なのですが、同じミネラルである「カリウム」には、体内の余計な塩分を排出させる働きがあります。

そのカリウムですが、野菜や果物にたくさん含まれています。果物は糖質が多いため食べすぎには注意が必要ですが、野菜なら心配は要りません。高血圧の予防や血圧を下げるためには、野菜もたくさん食べてください。

まとめ

- ◉塩味ではない調味料を活用することで塩分を減らす
- ◉野菜に含まれるカリウムを摂ることで塩分を排出できる

脂をとるなら魚の脂

カロリーが高い油（脂）は、健康によくないイメージがありますが、食べ方によっては、血液をおだやかにすることに貢献してくれます。

脂肪は、融点が低く溶けやすい「不飽和脂肪酸」と、融点が高く溶けにくい「飽和脂肪酸」の2つに大別されます。肉料理を食べ終わった後のお皿に、白く固まった脂がべったりとついているのを見たことがあるかもしれませんが、あれは加熱されて溶けだした肉の飽和脂肪酸が再び固まったものです。

このように牛や豚の脂に多く含まれる飽和脂肪酸ですが、摂りすぎると血中の中性脂肪値やコレステロール値が高くなってしまいます。動物の脂には注意してください。

一方で、**魚の脂やオリーブオイルなど植物性の油に多い不飽和脂肪酸には、それほどのリスクはありません。**特に魚の油に多く含まれる「オメガ3」と呼ばれる不飽和脂肪酸は、血液中の中性脂肪を減らしたり、血管をしなやかにしたりとさまざまな効果があることが分かっています。また、オリーブオイルやキャノーラ油に多い「オメガ9」不飽和脂肪酸には、悪玉コレステロールを減らす効果があります。
魚の油もオリーブオイルもカロリーは大きいので摂りすぎには注意が必要ですが、脂を食べたくなったら、肉よりも魚がよいとはいえるでしょう。

まとめ

◉動物の脂よりも魚の脂のほうがリスクが小さい
◉魚の油や植物の油には血液をおだやかにする効果がある

血糖値対策は糖質オフだけではない

高血圧や高コレステロール以外に、高血糖も血液をとげとげしくし、将来的な心血管疾患につながります。もちろん、糖尿病のリスクを高めることも言うまでもありません。

「血糖値に注意」と言われて多くの方が思い浮かべるのは、流行りの糖質制限ではないでしょうか。これは糖質を多く含む米やパンなどを避ける食事法です。血糖値を上げるのは食べ物に含まれる糖質ですから、その糖質の摂取量を減らそう、というのが糖質制限の考え方です。

もちろん糖質制限には効果があるのですが、血糖値を上げすぎない食事の方法がもうひとつあることをご存知でしょうか？

それは、**糖質の吸収を邪魔する繊維質や脂質、タンパク質を食べることで血糖値の上昇を抑える方法です。**これらの栄養素には糖質の吸収を阻害する性質があるため、糖質と同時に、あるいは糖質を食べる前に、繊維質を多く含む野菜や肉・魚・油などを摂ると、糖質だけを食べた場合よりも食後の血糖値の上がり方がおだやかになります。

野菜から先に食べる「ベジファースト」という食べ方が一時期話題になりましたが、ベジファーストに効果があるのも、野菜に含まれる繊維質が糖質の吸収を邪魔するからです。

したがって、麺類や丼もの、カレーライスなど糖質をたくさん含む食事を摂る場合も、できるだけ具だくさんのメニューを選んだり、付け合わせにサラダやおひたしを追加するよう心掛けてください。栄養バランスがとれるだけでなく、血糖値の上がり方もおだやかになります。

ごはんやパンなどの「炭水化物」は、糖質＋食物繊維の総量を指しますが、先ほど述べたように食物繊維は糖質の吸収を阻害します。従って、**炭水化物の見かけの量が同じでも、食物繊維をたくさん含む玄米や全粒粉のパンは血糖値を上げにくいのです。**

この、食後の血糖値の上がり方の指標をGI（グリセミック・インデックス）値と呼びます。炭水化物を食べる場合も、血糖値を上げにくい、GI値が低い食品を中心に食べるようにしてください。

逆に、繊維質をあまり含まなかったり、身体に吸収されやすい糖類である「単糖類」を中心とした食品はGI値が高いので注意しましょう。上白糖やチョコレート、あんこなどは高GI値なので、食べすぎは厳禁です。

まとめ

◉糖質と同時に、糖質の吸収を阻害する繊維質などを食べると血糖値が上がりにくい

◉炭水化物とは、糖質と食物繊維の総量のこと

食後の歯磨きまでが健康の習慣

さて、実は食事の後にも、余裕のある心臓とおだやかな血液を手に入れるためのポイントがあります。

それが、歯磨きです。

意外かもしれませんが、一日の歯磨きの回数が1回だけの人よりも2回の人の方が、2回の人よりも3回の人の方が、心血管疾患の発症率が低いことが分かっています。

一見、心臓とは関係がなさそうな歯磨きが心臓と血管の健康につながるのは、**歯周病菌が血管内に入り込んで悪さをする**からだと考えられています。

ちなみに、歯磨きを怠ると心血管疾患だけではなく、糖尿病や脂質異常のリスクも高まることが指摘されています。健康な歯は、健康な身体と密接な関係があるということです。

最後に、お酒を控えることと禁煙をお勧めして、この章を終えましょう。特にタバコの害は、耳にタコができるほど聞かされてきたかもしれませんが、禁煙はやはり大切です。最近の研究では、**1日1本の喫煙でも、心血管疾患のリスクが大幅に増大する**ことが分かってきました。健康のためにはタバコは諦めるしかありません。

まとめ

- ◉ 歯磨きを怠ると血管に入り込んだ歯周病菌により心血管疾患のリスクが増す
- ◉ タバコは1日1本でも心血管疾患のリスクを大幅に増大させる

［第5章］

心臓・血管の治療を成功させる

心臓・血管の医療には「限界がない」

最後となる5章では、心臓・血管の病気になってしまった方へ向けた治療の方針について解説します。

最初にお伝えしたいのは、どうか落ち着いてくださいということです。**あまり不安にならないでください。治療はまず、ほぼ間違いなく成功します。**

「心臓の病気」と聞くと「自分は突然死することになるのか」と短絡的に考える方がとても多いのですが、何度も書いたように誤解です。きちんと病気と付き合えば心血管疾患で命を落とすことは稀ですし、「心臓の病気＝突然死」というイメージには根拠がありません。

やはり書いたように、心血管疾患は慢性病で、かつ多くの日本人がかかる国民病という点ではがんに似ています。生まれつき病気になりやすい体質の人が、病気になりやすい生活を続けた結果かかる病ということです。

しかし、がんと心血管疾患との間には重大な違いもあります。それは、「**心血管疾患については、ほとんどの場合、医療の限界が事実上ない**」ということです。

医学は日々進歩していますが、残念なことに限界もあります。懸命に治療を続けたけれど、その甲斐なく亡くなった……というような話を、がんをはじめとする重い病気に関してお聞きになったことがあるでしょう。

しかし今日の心血管疾患の治療は、事実上、限界がほぼないところまで進歩しました。どういうことかというと、**心血管疾患の治療はまず成功すると考えてよい**ということです。ですから、絶望する必要はまったくありません。

まとめ

◉**心血管疾患の治療は著しく進歩し、どんな病気でも治療はほぼ成功する**

治療だけでなく「管理」が必要

　ところが、そこまで医学が進歩したにも係わらず、心血管疾患で亡くなる方は今も多くいます。その理由を理解していただくには、心血管の医療の特殊性について知ってもらわなければいけません。

心血管疾患の医療は、「治療」と「管理」の2つによって成り立っています。治療とは、手術や、血管へのカテーテル挿入などを指します。先ほど「限界がない」と述べたのは、主に治療についてです。後ほど述べますが、心血管疾患の治療は著しく進歩し、効果的に、また安全になっています。

　しかし、心血管疾患と付き合うためには治療だけでは足りません。治療と並んで「管理」をしなければ、健康は取り戻せないのです。

心血管疾患は慢性病である、と述べたことを思い出してください。生活習慣によって引き起こされる慢性病である以上、**手術などの治療をして「はい、治りました」で終わり、とはいかない**のです。治療で一時的に良くなっても、生活習慣が改められなければまた病気になるからです。

したがって患者さんたちは、治療が成功した後も、病気になりにくい心臓と血液を維持できるよう管理を続けなければいけません。そう、**管理とは、余裕のある心臓とおだやかな血液を維持する習慣にほかならない**のです。

管理の具体的な内容は、４章に記した通りです。一度心臓や血管の病気になった方でも、４章でお伝えした内容を実践できれば、健康で長生きができるでしょう。

まとめ

- ◉心血管疾患の医療は治療と管理の2つに大別される
- ◉管理とは、余裕ある心臓とおだやかな血液を維持するための習慣のこと

管理不足が死を招く

しかし、この管理に失敗して病院に戻ってきてしまう患者さんがとても多いのです。治療はもちろん私たちプロの医師が行いますし、まず成功します。ところが、管理は患者さんに任されているのが実情です。心不全など重い症状がある方に対しては看護師が管理を手伝うこともありますが、通常は患者さん1人で管理を行わなければいけません。

しかし、生活習慣を改めるのは難しいのでしょう。せっかく治療を成功させても、有酸素運動を続けられない、塩分を減らせないなどの管理不足によって再び血液と血管の状態が悪化し、病気になる方が後を絶ちません。

治療が進歩したにも係わらず心血管疾患によって命を落とす方がいる大きな理由は、管理が難しいためです。ですから、4章に記した数々の習慣は高度な医療に並ぶくらい重要なのです。

心血管疾患で命を落とす方がいるもう一つの理由は、あまり高齢の患者さんに対しては、負担が大きなカテーテル治療や手術などは行えないためです。ただし、治療ができないような患者さんは相当の高齢です。余命が十分に期待できる方に対しては治療をしますから、若くして亡くなる心配は要りません。

そういう患者さんの死因は、事実上の老衰ではありますが、いちおう心血管疾患ということになります。したがって心血管疾患による死者にカウントされてしまうというわけです。

ということは、やはり重要なのは管理なのです。治療法はあるのですから、**生活習慣の管理さえできれば心血管疾患によって早くして人生の幕を下ろす心配はまず要りません。**

心血管疾患で亡くなるのは、とても惜しいことなのです。

まとめ

◉心血管疾患による死は背景に管理不足があることが多い
◉心血管疾患による高齢の死者は事実上の老衰

治療方法は著しく進歩している

話を治療に戻しましょう。

心血管疾患には遺伝の影響がありますから、読者の皆さんの中にはご両親や祖父母が心血管疾患に苦しむ姿を見た記憶が残っている方もいらっしゃるかもしれません。治療の負担は大きく、しかも危険を伴ったかもしれません。

しかし、その記憶は忘れた方がよいでしょう。進歩は大変なスピードで進化したからです。どのくらい進化したかというと、**この20年、いえ、10年で治療の光景が一変したくらいです。**

たとえば20年前には、カテーテルを血管に挿入して問題がある部分を焼き切る「カテーテルアブレーション」を不整脈に対して行った例は年間数千件くらいしかありませんでしたし、今日では一般化している心房細動へのカテーテルアブレーションは存在しませんでした。

しかし今では、両者を合わせて年間10万件を超えるカテーテルアブレーションが実施されています。同じように、狭くなった冠動脈をカテーテルで広げる「冠動脈形成術」の件数も、この10年で倍以上に増えています。

数が増えたのは、**安全で、かつ患者さんへの負担が小さい方法が確立したからです。**危険な治療ならこんなにたくさん行われることはありません。

もはや「心臓の治療・手術」といっても「生きるか死ぬか」のような命がけの治療を想像する必要はありません。普通は何事もなく成功します。むしろ真の戦いは、治療後にはじまる管理かもしれません。

もちろん、どんな治療でも不測の事態が生じる可能性はゼロではありませんが、そのリスクは著しく低くなっています。

むしろ今は、治療が安全になったことの「副作用」として、治療のしすぎが問題になっているくらいです。カテーテル治療の必要がないと思われる患者さんに治療をするケースが後を絶たないのです。したがって患者さんには、問題のない病院を見抜く力が必要です。

まとめ

◉心血管疾患の治療はこの20年で大きく進歩した

◉負担が小さく安全な方法が確立した

まずは「循環器内科」へ

もし「心臓や血管の病気では？」と感じたら、近所の病院に行ってください。ただ、その際にひとつ注意してほしいことがあります。「循環器内科」にかかってほしいのです。

多くの方のかかりつけ医や身近な町の医師は、いわゆる「内科」だと思います。しかし、「普通の内科」は存在しないことをご存知でしょうか？

内科は、実は専門によって「消化器内科」「呼吸器内科」などに分かれています。消化器内科の医師は消化器が、呼吸器内科の医師は呼吸器が専門です。開業する場合は単に「内科」とだけ掲げるケースが多いようですが、よく見ると「内科（呼吸器内科）」など専門分野も併記してあるはずです。

心臓や血管を専門とする内科は「循環器内科」です。したがって、最初にかかる医師は循環器内科医を選ぶとよいでしょう。特に医師が多い都市部の方なら、近所にも循環器内科があるはずです。

診察室に入るとまずは問診が行われますが、ここに最初のポイントがあります。医師に症状を正確に伝えられない患者さんが少なくないのです。特に高齢の方です。

症状を正しく伝えられないと医師が正確な診断を下せず、適切な治療に行き着くまでに時間を無駄にしてしまう恐れがあります。ですから、患者さんは最低でも

・どんな症状があるか（息切れ、だるさ、など）
・いつから症状があるか
・症状は強くなっているか、変わっていないか
・症状はどのくらい続くか（数秒、数分など）
・症状はどのくらいの頻度で起こるか
・症状は動いているときに起こるか、安静時に起こるか

を整理してから病院に行くようにしてください。高齢の方の場合は、初診のときはご家族が付き添い、これらの情報を医師に伝えてもいいでしょう。

まとめ

◉最初は町の循環器内科にかかる
◉症状を正確に伝えられるよう整理してから行く

紹介された大病院をチェックする

医師が「この患者さんは心血管の病気かもしれないな」と判断したら、多くの場合、もっと大きな病院の循環器内科を紹介します。専門的な検査をして病名を確定させ、治療をするためです。

病院の数が少ない地方では紹介できる病院が１つしかないこともありますが、通常はいくつかある病院の中から評判がいいところを紹介してくれます。ときにはいくつか候補を挙げ、行きたい病院を患者さんに聞く医師もいるでしょう。

紹介先の病院が決まったら、念のためインターネットで評判を調べてみてください。まず問題はないはずですが、万が一悪評が多かった場合はもう一度町の循環器内科に行き、別の病院を紹介してくれるよう頼んでください。別の病院を紹介してくれるはずです。

まとめ

◉病気の恐れがある場合は、もっと大きな病院を紹介される
◉紹介された病院の評判を調べる

「よい病院」とは?

「よい病院」とはなんでしょうか。

心血管疾患の場合、大きな病院ならまず、診断に差が出ることはありません。どこの病院であれ、あなたの病名を正しく診断してくれるでしょう。

病名が分かれば次は治療ですが、心血管疾患では治療にもそれほど病院間の差は出ません。一部の病院でしか行われない特殊な治療法は少ないのです。

病院によって差が出るのは診断・治療以外の部分です。

まず、**患者さんにきちんと説明をしているかどうか**。

いくら治療法が正しくても、説明がぶっきらぼうで、患者さんをしっかりと納得させられない病院はよい病院とはいえません。患者さんが医師から十分な知識を伝えられ、主体的に治療について判断できるのがよい病院です。

もうひとつ重要なのは、**治療を「しすぎて」いないかどうかです。**

心血管疾患の治療が安全になったのはよいことですが、その結果、治療の必要がない患者さんにまでカテーテル治療などを行うケースがたまに見られるようになりました。治療をするかどうかは、患者さんが負担やリスク、効果について十分な知識を得てから患者さんの意思に基づいて決めるのがベストですが、そうではない病院もあるのです。

一般的には、所属している医師の数が多く、かつ医師の入れ替わりが適度にある病院がよいでしょう。外から入ってくる新しい知識によって常にアップデートされているからです。

まとめ

◉心血管疾患では、診断と治療については病院間の差は小さい

◉説明がていねいで、過剰な治療をしないのがよい病院

治療件数で判断してはいけない

もっとも、私に言われるまでもなく、病院の評判を気にする患者さんは多いと思いますが、ここで落とし穴になるのが判断基準です。

心血管疾患に限らず、その病院のレベルを測る指標として治療件数をチェックする方が多いようです。週刊誌などでも治療件数を調べ、記事にしていたりします。

たしかに治療件数はひとつの重要な指標です。多くの治療を行ってきたということはたくさんの経験を蓄積しているということですから、安心できます。**カテーテルアブレーションなら年間３００件以上、冠動脈形成術なら年間５００件以上**をこなしている病院なら、経験が豊富だといえるでしょう。

しかし、治療件数だけで病院を評価してはいけません。過剰に治療をしている病院もあるためです。

診断も治療方法も確立している心血管疾患ですが、難しいのは治療をする・しないのバランスです。カテーテルアブレーションや冠動脈形成術の対象となる病気でも、すべてに対して直ちに治療が必要になるわけではありません。様子を見たり、飲み薬で対処した方がいいケースも少なくないためです。

しかし病院の立場から見ると治療をした方が利益が出ますし、病院の知名度も上がりますから、経営的には好ましいのです。その結果、私の目から見ると必要がない治療を施される患者さんを多数見聞きするようになってしまいました。

したがって、よい病院とは

・なぜ治療が必要なのか
・治療しないとどうなるか
・治療に伴いどういう負担があるのか

をていねいに説明し、必要に応じてアドバイスをしながらも、最終的な決定権を患者さんに委ねる病院です。

同時に、医師個人によっても差がありますから、きちんと説明をしてくれる医師を見つけることが大切です。

まとめ

◉治療件数は病院のレベルを測るひとつの指標
◉過剰な治療をしている恐れもあるため治療件数だけで測ってはいけない

きちんと振り返りをしている病院を選ぶ

しかし、治療件数の内幕を患者さんが見抜くのは簡単ではありません。

年間300件のカテーテルアブレーションを行っている病院があるとして、それがやたらと治療をした結果なのか、しっかりと説明をし、患者さんの同意を得て行った結果なのかは、数字からはわかりません。

ひとつの指標は説明のていねいさですが、実はもう1つヒントがあります。一般の方には難しいとは思いますが、**学会への症例報告や論文発表をしっかりと行っているかどうかです。**

他のあらゆる仕事と同じように私たち医師も定期的に「振り返り」をし、やり方が正しかったか、もっとよい方法はないかをチェックして治療方法をアップデートするわけですが、医学ではその振り返りを症例報告として論文にし、医学の発展のために共有するのが一般的です。もちろん、私が所長を務める心臓血管研究所でも行っています。

ところが、ビジネスに注力する病院では、たくさんの治療は行うけれどもその結果を共有せず「やりっぱなし」になっているケースが多いのです。

もちろん治療をすれば利益は出るわけですが、医師としてはいかがなものでしょうか。そういう病院の方が、得てして患者さんへのアピールが上手だったりするのも問題です。

したがって、もし可能ならば、かかろうと考えている病院が論文発表を行っているかどうかも調べられればベストです。

治療件数が多く、アカデミズムのレベルで症例報告をしており、患者さんへの説明もていねいなら、理想的な病院といえるでしょう。

まとめ

◉治療件数が多くても、学会への症例報告がない病院は利益追求型である恐れがある

別の病院に移りたくなったら？

さて、町の医師から紹介された病院が、どうも説明がぶっきらぼうだったり、治療件数が少なかったり、学会発表をしておらず、不信感を抱いてしまったら、患者さんは別の病院に移ることを検討できます。

ひとつは、コマを1つ戻し、紹介してくれた町の循環器内科医にもう一度相談することです。事情を説明すれば、別の病院を紹介してくれるでしょう。

もうひとつのやり方が、**別の大きな病院に自らセカンドオピニオンを申し込むことです。**セカンドオピニオンは近年よく知られてきた方法ですが、やり方にはルールがあるので注意してください。

まとめ

◉今の病院に不満があったら、町の医師に戻って相談するか、別の大きな病院にセカンドオピニオンを申し込む

セカンドオピニオンの流れ

患者であるあなたが少し不満を持っている大きな病院の医師をA、セカンドオピニオンを申し込んだ大きな病院の医師をBとします。

Aに不信感を抱いたあなたは、セカンドオピニオンを検討することにしました。心血管疾患の場合、患者さんが「治療を繰り返しすぎなのではないか。こんなに治療しなくてもいいのではないか」という不信感を抱くケースが多いようです。

しかしセカンドオピニオンはどこでも受け付けているわけではなく、**「セカンドオピニオン外来」**がある病院である必要があります。あなたはセカンドオピニオン外来を探し、B医師の病院を見つけました。

が、すぐにB医師の病院に行けるかというと、それは違います。A医師からの紹介状が必要です。

つまり、今かかっているA医師に内緒でセカンドオピニオンを……ということはできません。また、B医師があなたの状態を正確に知るための資料も、A医師から貰わなければいけません。

さて、A医師から紹介状と資料を受け取ったあなたはB医師へセカンドオピニオンに申し込みました。保険適応外なので少し高くつきますが、それだけの価値はあるでしょう。

あなたを診察したB医師は、A医師とは違う判断を下すかもしれません。その判断に賛成するかどうかはあなたの自由ですが、多くはB医師の判断を支持するでしょう。セカンドオピニオンを申し込む時点で、元のA医師に不満があるわけですから。

こうしてセカンドオピニオン先のB医師とあなたの意見が一致したら、そのままB医師の下で治療を続ければいいのでしょうか？

いいえ、違います。

それはルール上できません。**今度はB医師がA医師に対し「私はこの患者さんに対しては、〇〇の治療をすべきだと思います」という手紙を書くのです。**そしてあなたはその手紙を持って、またA医師のところに行かなければいけません。

この後のシナリオは2通りです。

B医師からの手紙を見たA医師が、治療方針を変えるシナリオが1つです。その場合は、引き続きA医師の下で治療を続けることになります。治療方針はあなたが納得するものに変わるでしょう。

しかし、A医師がB医師の意見を受け入れない場合もあります。その時は、B医師の元に移ることになります。ただし、ぷいっと去るのではなく、なぜB医師のところに行くのかをしっかりとA医師に説明してからにしてください。

長くなりましたが、これがセカンドオピニオンの流れです。このような手続きを踏んで頂くのは、もちろん患者さんがよりよい治療を納得して受けるためですが、実は医学の発展のためでもあるのです。

まとめ

◎セカンドオピニオンには決められたルールがある

◎セカンドオピニオン先と元の医師はやりとりをしなければいけない

健康の主役は患者自身

患者さんは、医師に「治してもらう」だけの存在だと思っていませんか？

それは大きな間違いです。

医師は患者さんに治療を施したり、病気について説明をしたりしますが、逆に患者さんに教えられることも少なくありません。それが、**患者さんから医師へのフィードバックです。**

自分はこういう理由でセカンドオピニオンを希望する、あるいはこういう考えで別の病院に移りたい。そういうあなたの考えは、医師にとってはとても貴重な情報です。医師は患者さんから、患者さんが病気に対してどういう考えを持つのかを学び、セカンドオピニオンや医療をさらにバージョンアップするのです。

それに、健康を手に入れる上でも、主役はあくまで患者さんです。

なぜなら、治療が成功しても、おだやかな血液と余裕のある心臓を手に入れて病気を防ぐためには4章に記した生活習慣の管理が欠かせず、そして管理は医師ではなくあなた自身が行うものだからです。

つまり、健康とは患者さんの側が主体的に動いて手に入れるものなのです。病気を防ぎ、健康を手に入れるのは医師ではなく、あなた自身です。

まとめ

◉健康は、患者が主体的に手に入れるもの

［おわりに］

難しく考える必要はありません

本書で何度も繰り返したように、病気は、遺伝と慢性炎症が組み合わさったときに起こります。心臓・血管の病気も例外ではありません。

「遺伝＋慢性炎症＝病気」というモデルは、健康づくりのカギとしてもっと広く知られるべきだと考えます。遺伝はどうしようもありませんが、慢性炎症は、生活習慣を改めることで減らすことができるからです。

そう考えると、心臓・血管の病気を防ぐことは、簡単に思えてきませんか？　本書の4章で紹介したような、慢性炎症を少なくする生活を送ればよいだけの話だからです。

どうか、病気や健康のことを難しく考えすぎないでください。健康作りはシンプル・イズ・ベストですし、仮に健康になれるとしても、思い悩んだり苦労ばかりしては本末転倒です。豊かな人生のために健康があるのであり、健康のために人生があるのではないことを忘れてはいけません。

慢性炎症の少ないシンプルで健康な生活を送り、楽しく長生きをしてください。

山下武志

著者プロフィール

山下武志

（やました・たけし）

心臓血管研究所・所長。1961年生まれ。1986年東京大学医学部卒業。専門は循環器内科、特に不整脈。日本循環器学会認定循環器専門医、日本心臓病学会特別正会員、日本内科学会認定内科医・指導医、日本不整脈心電学会理事、Circulation Journal 編集委員。TV出演など多数。

心臓《しんぞう》・血管《けっかん》の病気《びょうき》にならない本《ほん》

2020年3月10日　初版第1刷発行

著者　山下武志《やましたたけし》
発行者　小川真輔
発行所　株式会社ベストセラーズ
〒171-0021 東京都豊島区西池袋5-26-19
陸王西池袋ビル4階
電話　03-5926-6081(編集)
03-5926-5322(営業)
https://www.kk-bestsellers.com/
装　丁　フロッグキングスタジオ
装　画　加納徳博
印刷所　近代美術
製本所　フォーネット社
編集・構成　佐藤 喬
DTP・イラスト　HOPBOX

ISBN 978-4-584-13960-8 C0047